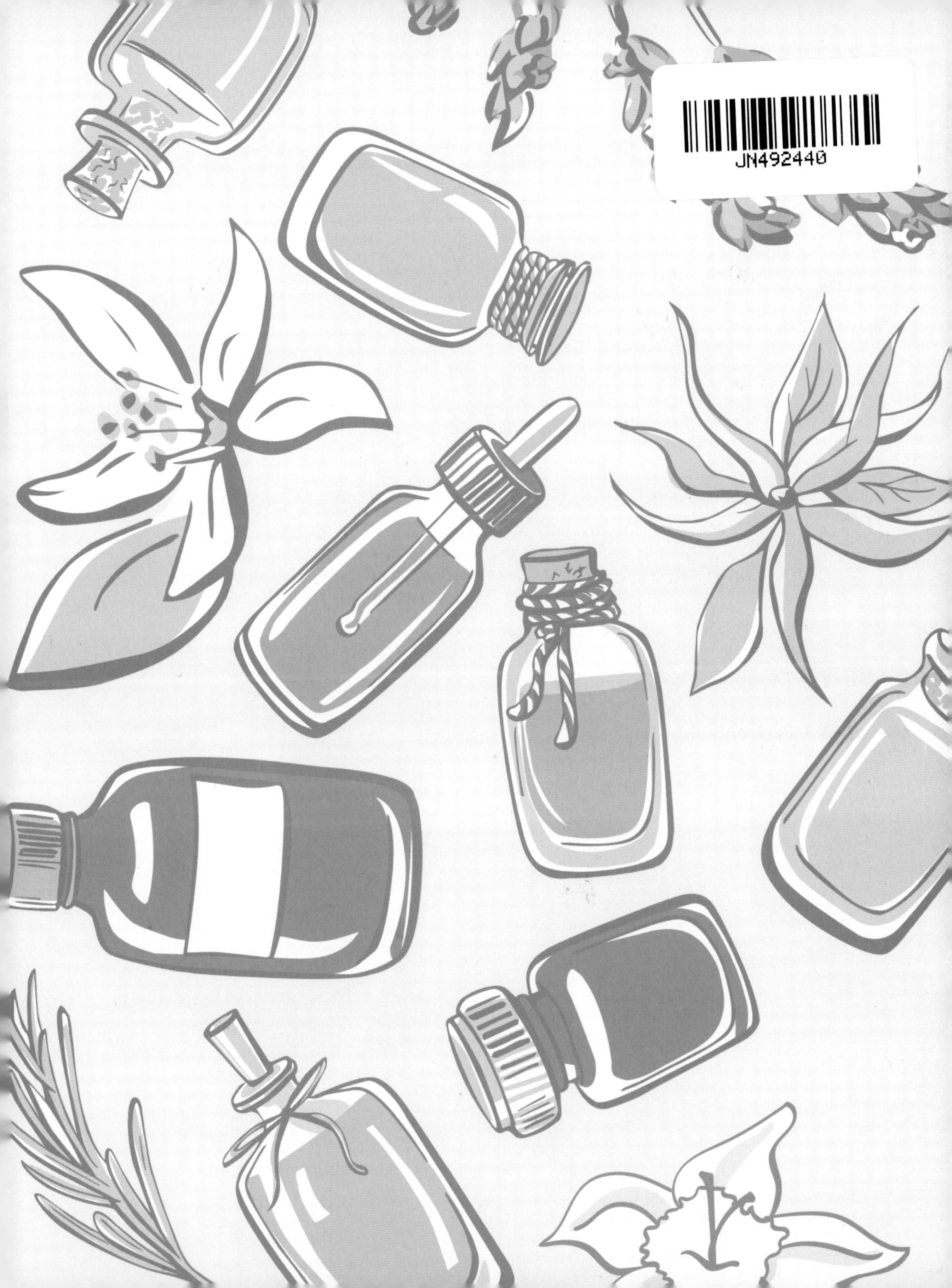

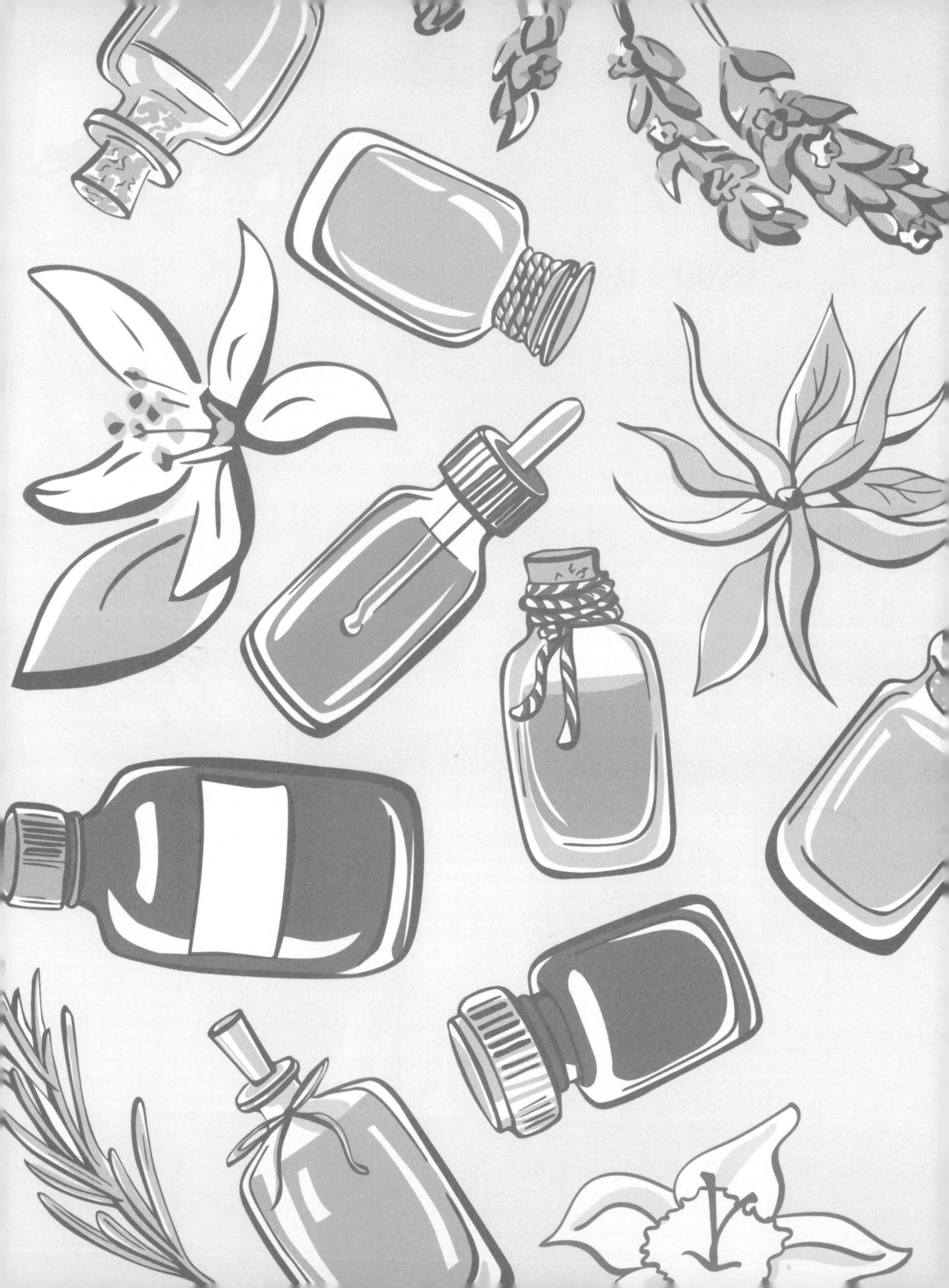

NEW Aromatherapy

NEW 아로마테라피

고혜정 · 김선희 · 김은숙

Gadam BOOK & DESIGN PLUS

머리말

아로마테라피는 식물로 부터 증류 추출한 에센셜 오일을 선택하고 블렌딩하여 신체(body)와 마음(mind), 감성(emotion), 그리고 정신(spirit)에 적용함으로써 이들의 부조화와 불균형의 문제를 다루어 조화롭게 하는 전인적 테라피이다.

식물이 가지고 있는 에너지를 우리의 신체와 마음에 적용하여 스스로 치유하게 도와주며 많은 건강하지 못하거나 질병 상태의 원인이 되는 스트레스 등 심리적 부분을 터치하면서 건강과 활력을 촉진시키는 것을 도와 준다

그러므로 식물의 생명에너지로서 에센셜 오일의 생명력을 이해하고 이를 바탕으로 화학구성성분 및 치유적 효과등에 대한 체계적 학습이 필요하며 그리고 나서는 성분하나 하나가 아닌 통합된 형태의 오일에 대한 전인적 접근하에 우리에게 적용했을 때 시너지 효과를 거둘 수 있다고 생각한다,

이 책에서는 아로마테라피에 대한 기본적인 접근을 위하여 아로마테라피의 개념, 에센셜 오일의 심리적 신체적 효과를 포함하여 에센셜 오일에 대한 다양한 이해, 아로마테라피의 적용을 위한 바디워크 매뉴얼 테크닉, DIY과정으로 구성하여 아로마테라피에 입문하고자 하는 학생들의 이해를 돕고자 하였다

이 책을 통하여 조금이나마 아로마테라피의 가치를 이해하고 실제 적용함으로서 아로마테라피가 궁극적으로 원하는 조화롭게 행복한 삶을 영위하는데 도움이 되었으면 한다.

2018.02.

저자 일동

Contents

제 1 장

아로마테라란?

제1장
아로마테라피란?

1. 아로마테라피의 개념

(1) 아로마테라피의 정의

아로마테라피는 방향성 식물의 다양한 부위에서 추출한 정유(essential oil)를 통해 우리의 마음과 몸에 적용하여 신체를 비롯한 정서에까지 효능을 발휘하는 자연 요법이다. '아로마(aroma)'라는 단어는 향기 혹은 달콤한 냄새라는 뜻으로 아로마테라피에서는 특정 식물 속의 향기, 향료를 포함한 기타 물질을 사용한다.

아로마테라피에 대해 더 구체적으로 정의한다면 다음과 같다.

- 아로마테라피는 증류 등의 방법을 통해 우리에게 유익한 식물(herb)로부터 추출한 정유(essential oil)를 사용하여 사람의 마음과 몸을 다스리는 체계적 이론이다. (Davis, 1988)
- 아로마테라피는 식물의 정유를 사용하여 치료의 목적을 가지고 우리의 몸과 마음 정신을 다루는 것이다.(Wildwood, 1994)
- 아로마테라피는 건강과 행복을 증진시키기 위하여 천연식물 에센스를 이용했던 고대 행위에서 비롯된 것이다.(Price, 1993)

(2) 아로마테라피의 전인적 특성

아로마테라피는 신체의 부조화와 같은 불편한 증상들을 마주했을 때 반드시 그 이면에 정신적 · 감성적인 부분의 불일치 문제가 있음을 전제한 후 상호의존적인 입장에서 관계를 파악하고자 한다. 그러므로 신체적 증상만을 트리트먼트의 대상으로 여기는 것이 아니라 그 이면의 정신적 · 감성적 태도 등을 고려하여 개개인별로 적합한 에센셜 오일을 선택하고 적용하고자 한다. 전인치유 접근법으로 증상의 치유가 아니라 사람 전체를 치유대상으로 삼는다.

따라서 개개인에 대한 상담과 진단이 선행되어야 하며 이는 아로마테라피에 있어서 무엇보다도 중요한 영역이다.

종합한다면 아로마테라피는 식물의 정유를 효과적으로 사용하여 심신을 다루는 모든 관리를 의미한다고 볼 수 있다.

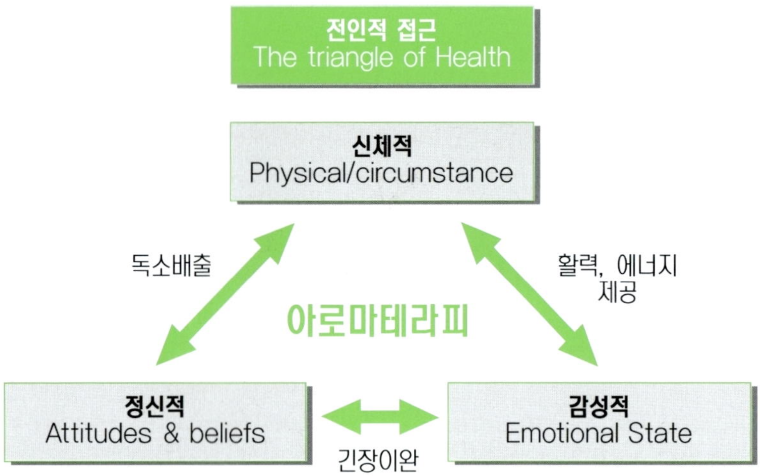

(3) 아로마테라피의 치유력의 이해

1) 에너지로서의 접근

에센셜 오일은 갈색 병 10mL에 든 화장품같이 단순하게 취급해서는 안 된다. 화장품이 화학적 구성성분들의 혼합체라고 한다면 에센셜 오일은 식물이 가지고 있는 아주 소량의 생체성분을 끓여서 휘발시킨 후 기체로 다시 냉각시켜 병으로 옮겨 놓은 것으로 그 안에는 커다란 생명력이 담겨져 있다. 이러한 생명력이 치유의 원천으로 작용하는 것이다.

라벤더 오일을 통해 예를 들어볼 수 있다. 라벤더 오일 병을 열게 되면 평화로운 이완의 감정을 즉각적으로 느끼게 된다. 이것이 바로 라벤더 오일이 가지고 있는 에너지적 특성이자 생명력이라고 볼 수 있다.

이와 같이 치유적 특성이 있는 에너지가 있는 오일을 추출하기 위해서는 오일이 가지고 있는 200~300가지 성분을 모두 포함하여야 하기 때문에 이 과정에 의해 오일의 질이 판가름된다. 정성스러운 증류 과정 끝에 모든 성분이 함유된 완벽한 오일을 만들 수 있게 되는 것이다.

2) 화학 성분으로의 접근

에센셜 오일은 인체의 화학작용과 함께 상호작용을 하는 다양한 화학구성성분들로 결합되어 있다. 에센셜 오일은 화학성분들의 칵테일 "Cocktail of chemiclas"(Advanced Aromatherapy by Kurt Schnaubelt, 1995)이며 인체에 약리적 효과를 줄 수 있는 개개의 화학구성성분이 결합되어 있는 구조이다. 그러므로 에센셜 오일과 관련된 화학의 이해는 에센셜 오일을 구성하고 있는 분자들의 형태와 그 특성을 이해하고 우리 신체에 미치는 영향 을 이해하는 과정이라고 할 수 있다.

화학구성성분들은 에센셜 오일로 하여금 치료적 특성(예를 들면 세스퀴테르펜은 항염효과와 진정 효과를 가진다)을 갖게 한다. 이러한 구성 성분들의 효과를 인지하고 우리는 바디 시스템과 연관하여 오일을 선택하기도 한다.

각각의 에센셜 오일이 가지고 있는 독특한 화학구성성분들은 그 색물의 생존에 필요했던 성분들이며 인체에 적용할 때 진정, 상승, 통증완화, 호르몬 밸런스의 효과들을 일으키는 것이다.

그러나 정유의 화학적 특성에 대한 기본적 지식은 아로마테라피의 치유력을 이해하는 출발점이지 궁극적인 목적이 될 수는 없다. 오일의 성분들 하나하나에 대한 효능과 안전상의 문제점을 이해한 후에는 다시 통합하여 오일을 전체적으로 바라볼 수 있어야 한다.

(4) 아로마테라피의 적용 영역

대개 아로마테라피를 시작하는 경우 모든 건강 문제를 아로마테라피의 도움으로 치유하려 하나 아로마테라피는 감염성 질병과 정신, 신경계, 호르몬 밸런스 유지 등에도 그 효과가 매우 우수한 반면 염증, 알레르기, 자가면역증상 등 다년간에 걸쳐 발병했거나 가족력이 있는 질병엔 효과가 적은 것으로 알려지고 있다.

아로마테라피는 음식, 향수, 화장품, 정통의학과 대체 의학, 심리학 등의 다양한 영역에서 적용되고 있으며 이에 따라서 다양한 이름으로 불리워진다.(Advanced Aromatherapy by Kurt Schnaubelt, 1995)

- **전인적 아로마테라피**(Holistic Aromatherpy)
- **코스메틱 아로마테라피**(Ccosmetic aromatherapy, Esthetic aromatherapy)
- **심리적인 아로마테라피**(Aromacology, Psychological aromatherapy)
- **아로마테라피 마사지**(Aromatherapy massage)
- **메디칼 아로마테라피**(Medical &clinical aromatherapy)

2. 아로마테라피의 역사적 배경

많은 문헌에서 밝혀진 바처럼 아로마테라피는 수천 년의 역사를 거쳐 발전해왔다. 그러나 에센셜 오일을 사용하는 현대 아로마테라피의 역사는 상대적으로 매우 짧게 이루어졌다. aromatherapy'라는 용어는 불어의 'aromatherapie'에서 유래된 것으로 프랑스의 화학자인 Rene Maurice Gattefosse에 의해 최초로 사용되었다. 그는 그는 실험도중 화상을 입고 라벤더 오일에 담그는 과정 중에 화상 통증이 금방 사라지고 치료 과정이 매우 빠르다는 것에 놀라게 되었다. 그 후 그는 에센셜 오일, 즉 아로마의 치유력을 재인식하고 치료적 특성을 조사 · 연구하기 시작하였다. 1930년 '아로마테라피'라는 용어가 처음 만들어진 시점을 근거로 삼는다면 현대 아로마테라피의 역사가 90년이 조금 안 되는 정도라고 볼 수 있다.

(1) 현대 이전 아로마테라피

고대이집트

BC 5000년 경 고대 이집트, 메소포타미아, 인디아 등지에서 발견된 파피루스나 돌, 진흙으로 만든 판 등에 적힌 고고학적 기록에 따르면 방향성(芳香性) 식물들이 종교적 의식과 약, 요리나 목욕 문화 등 여러 가지로 사용되었다는 것을 알 수 있다.

아로마(aroma, 향)는 인간과 신 사이의 중요한 매개체로 기도 · 제사 등 다양한 종교적 의식, 축제에서 사용되었다. 사제들은 방향(aromatic) 오일과 나무의 진(gums)을 태워서 의식을 거행하였으며 각기 다른 종류의 허브들은 각각의 신의 이름을 가지고 있었다.

예) 몰약)moon은 달의 신, frankincense(유황)은 Sun(태양)의 신이다.

다양한 방향성 식물들은 고대 민간의학 속 하나의 처방전으로 사용되었다. 사제이면서 의료인이었던 자들은 카이피(kyphi)라고 하는 처방을 사용하였는데

이는 꿀, myrrh, cinamon, turpentine, juniper, cardamon, 와인 등 총 16개의 성분으로 만든 것이다. 그리스의 철학자 플루타크(Plutarch)는 '카이피의 향기 있는 성분은 잠이 오게 하고, 근심을 잊게 해주며 좋은 꿈을 꾸게 한다. 밤 동안에도 내내 즐겁게 해주는 것들로

만들어져있다'라고 말한 바 있다.

투탄카멘무덤(피라미드)이 열렸을 때 많은 항아리에서 몰약 유향과 같은 물질이 발견되었으며 에푸 사원에서의 상형문자해독에 의해 성직자와 연금술사들이 특별한 처방으로 향과 의약의 드링크를 해석되고 있다.

부활을 믿었던 이집트인들은 미이라를 만들었는데 시체방부과정에서 사용된 것으로 여겨지는 갈바넘, 클로브, 시나몬, 넛멕과 같은 수지의 흔적이 미라의 붕대로부터 나왔다.

인도 아율베다 의학

고대 인도에서는 치료제 음료(potion)에 정유와 식물추출물을 섞어서 사용한 기록이 있다. 대략 이 시기에 기록된 가장 오래된 문헌인 'VEDAS'에는 시나몬(cinamon), 진저(ginger), 미이르(myrrh), 코리헨더(coriander)와 샌달우드(sandalwood)를 비롯하여 700여가지 이상의 성분이 적혀 있다. 인도인들의 이러한 식물에 대한 지식과 이해는 전통적인 인도의학과 아율베다로 발전되어, 현재에까지 끊임없이 이어져 내려오고 있다.

고대 그리스, 로마

그리스인들은 이집트로부터 향수제조와 자연요법에 관해 배우고 전파시켰다. 그리스 시대에는 약으로서의 아로마가 보다 중요한 주제였으며 히포크라테스 시절에는 상당수의 아로마 오일의 의학적인 사용이 분류되어졌다.

히포크라테스(Hypocrites)는 460 B.C.에 그리스에서 태어났으며 질병이 초자연적인 힘에 의해 발생한다는 이집트인들의 믿음을 처음으로 반박하였으며, 증상에 대한 관찰을 통하여 발병의 정확한 원인을 찾아내고자 했기에 의학의 아버지라고 불린다.

히포크라테스는 300가지 식물에 관한 효과를 기록하고 오일이 갖고 있는 자극, 진정 효과에 대해서 인식하였다. 그는 건강해지는 방법으로 매일 아로마 목욕을 하거나 아로마 마사지를 하는 것, 혹은 아로마 훈증과 찜질을 말하기도 했다. 펜넬, 파슬리, 하이페리큠, 발레리안 등의 허브 인퓨전을 마사지에 사용하거나 내복하도록 처방하기도 했다.

그의 아로마 처방 가운데 가장 유명한 것은 미이르, 시나몬과 캐시아로 만들어진 메갈리온(megaleion)으로 이집트인들이 처방했던 카이피처럼 향수인 동시에 피부염증과 전쟁 상처에 관한 치료제로 사용되었다.

로마인들은 고체연고, 향유, 분말형태 등으로 향을 사용하였다.

로마인들은 이러한 향수들로 모발과 의복, 침대에 방향 처리를 하였고 목욕 후에는 마사지를 하기 위해 사용하였다.

그러나 BC 5에 로마 제국이 멸망하게 되면서 13세기 경까지 유럽에서는 더 이상 에센셜 오일을 사용하지 않게 되었다. 로마 제국의 몰락 후 대다수 로마의 의학자들은 히포크라테스(Hypocrites), 갈렌(Galen), 디오스코리데(Dioscorides)의 저서를 가지고 콘스탄티노플로 망명했다. 이러한 방대한 양의 그리스 로마 연구서들은 페르시아어, 아랍어를 비롯한 다양한 언어들로 번역되어 유럽, 아랍으로 전해졌다.

증류와 에센셜 오일

라틴어 이름인 아비세나(Avicena)로 잘 알려져 있는 Ibn Sena(Avicena-A.D980~A.D.1037)는 명성 있고 뛰어난 의사이며 이슬람-아랍제국의 과학자이자 학자였다. 11세기 아비세나는 아로마 증기를 응축시키는 냉각 코일(refrigerated coil)을 발명하여 증류 과정을 완성했고 식물에 관한 많은 저서를 남겼다.

중세사회

그리스인과 로마인에게까지 퍼졌던 향유의 사용은 점차 영국에도 아이디어를 주었다. 영국에서 향유의 사용에 대한 최초의 기록은 13세기였다. 그때부터 오일제조와 사용이 상당히 증가했다.

장갑 제조업체들은 신체의 냄새를 숨길 목적으로 장갑에 정유처리를 하고 했는데 콜레라 및 기타 질병이 성했던 중세 때에 조향사들이 질병으로 죽는 예는 거의 없었다고 전해진다. 그 이유는 거의 모든 정유가 방부제이기 때문이다. 사람들은 전염병을 보호하기 위해서 향주머니를 목에 걸고 다녔다.

르네상스 – 전인적 테라피의 재발견, 허벌리즘

르네상스 시대가 도래하면서 고대 그리스 로마 시대의 전인적 테라피가 재발견되기 시작했다. 모든 질병마다 신이 치유의 식물을 만들었다고 생각했던 고대의 가치관이 다시 떠오르게 된 것이다. Paracelsus(1494-1541)은 이러한 가치관에 입각해 각각의 식물들이 갖고 있는 의약적 치유 성분들을 'Quintessence'라고 칭했고 이러한 성분의 생명력이 치유에 도움을 줄 것이라고 믿었다.

1470년과 1670년 사이 동안 다수의 허브, 허브 추출법, 약초치료법에 관한 많은 저서가 나왔다. 17세기 영국의 니콜라스 컬페퍼(Nicholas Culpeper), 존 파킨슨(John Parkinson), 존 제라드(John Gerard)는 영국 허벌리즘의 전성기를 주도한 대표자들이다. 17세기 말에 들어서면서 프랑스 그라스 지방을 중심으로 향 증류 산업이 시작되었다.

과학의 발전과 향, 향수산업

16~17세기 과학 혁명을 지나 19세기 초까지 과학이 급진적으로 발전하면서 정유의 다양한 구성 성분을 확인하게 되었다. 과학자들은 제라니올(geraniol), 리나올(linaol)과 같은 특정한 이름을 붙이면서 구성성분들이 에센셜 오일의 전부라고 생각하였다. 이렇게 에센셜 오일을 구성하는 특정 성분이 치료 효과를 갖는다고 판단하고 그 성분만을 분리시켜 사용하고자 하면서 식물의 생명력에 집중했던 아로마테라피의 전인적가치관은 사라졌다. 향의 성분만을 분리하기 시작하면서 향수 제조업과 증류 산업은 유럽 북부, 특히 프랑스의 그라스 지방에서 성공적으로 발전하게 된다.

향수산업에 발달한 반면 성분의 분리를 통하여 만들어진 합성 오일의 치유적 효과가 떨어지게 되면서 오일의 치유에 대한 관심이 사라지기 시작한다.

(2) 현대 아로마테라피

아로마테라피의 재발견

향수와 화장품에 대한 실험 연구를 진행했던 화학자 Rene Gattafosse는 실험 도중 손에 화상을 입게 되어 바로 옆 테이블의 라벤더 오일에 우연히 손을 담그게 되었다.그 후 놀랍게도 화상 통증이 사라지고 치료 과정이 빠른 속도로 이루어졌음을 알게 된 그는 정유의 치료적 특성을 집중적으로 연구하기 시작하였다.

그는 그 당시 관심이 뜨거웠던 활성성분과는 달리 오일을 구성하는 각각의 소위 활성성분보다 에센셜 오일 그 자체가 치유에 있어서 더 효과적임을 발견하였다. 또한 화학적 합성 오일의 경우에는 그 효과가 상당히 부족해진다는 것도 발견하였다.

이러한 발견들을 토대로 1936년 그는 발간한 저서에서 '아로마테라피'라는 용어를 만들어 냈다. 에센셜 오일의 치료적 특성을 재발견하고 정리한 그는 그의 연구를 동료이자 친구이며 프랑스 파리에서 의사로 활동 중이던 장바네(Jean Valent)과 공유하였다.

프랑스 의사 장바네는 감염성 병원균에 대한 순수 에센셜 오일의 치료적 특성을 연구하였다. 제2차 세계대전에 프랑스 군으로 참전했던 그는 항생제 공급이 부족해지자 이를 대체하기 위해 에센셜 오일을 사용하게 되는데 그 과정에서 감염에 대한 에센셜 오일의 놀라운 효과를 보게 된다.

그의 유일한 저서인 'Aromathérapie'는 1964년에 발간되었고, 'The Practice of Aromatherapy'라고 영어로 번역되었다.

메디칼 아로마테라피로의 발전

Valnet은 그의 연구를 2명의 제자들에게 전수하였는데 이들이 바로 폴벨리쉬(Dr. Paul Belaiche)와 로페즈(Dr. Jean Claude Lapraz)이다. 그들은 에센셜오일이 세포상태에서도 우수하게 산소를 공급할 뿐 아니라 항바이러스성(antiviral), 항박테리아성(antibacterial), 방부효능 (antiseptic)이 있음을 인지하였고 임상연구를 진행하였다.

프랑스 메디칼 아로마테라피의 계보는 '가타포세-장 바넷-벨리쉬-비아우드-프랑콤과 페노엘'로 이어져 내려왔다. 아로마테라피와 에센셜 오일에 관한 연구의 반복을 통해 프랑스에서 아로마테라피는 일반 의사들에 의해 점차 받아들여지기 시작한다.

프랑스에서는 의사와 약사들이 아로마테라피스트나 피토테라피스트의 자격을 얻기 때문에 에센셜 오일을 감염 질환에 대해 처방할 수 있으며, 정통의학의 영역으로 발전하면서 메디칼 아로마테라피(medical aromatherapy)의 영역을 구축하였다

전인적 아로마테라피 로의 발전

아로마테라피의 대중화를 이룬 마가렛 모리(Marguerite Maury, 1895~1968)는 생화학자이자 미용인으로서 장바네를 비롯한 많은 프랑스의 아로마테라피스트로부터 사사를 받았으며, 에센셜 오일에 대한 직관을 사용해 고객들의 개인적인 기질 · 성격에 따라서 불균형을 개선하기 위한 개별적 아로마테라피 처방을 적용하였다. 그녀가 이러한 처방을 위해 택한 최초의 방법은 '흡입'이었다. 또한 아로마테라피의 대중화를 위해 아로마테라피 마사지의 개념을 도입하기 시작했다.

많은 미용인과 마사지 테라피스들에게 그녀의 아로마테라피가 알려졌으며 '홀리스틱 아로마테라피'라는 이름으로 알려지기 시작했다.

마사지기법을 적용한 대중화된 전인적 아로마테라피의 전통은 1970년대와 1980년대 많

은 이들에게 전승되었다. 로버트 티서랜드, 패트리카 데이비스, 셜리 플라이스, 발레리 앤 워우드로 이어지면서 영국과 해외에서의 아로마테라피의 발전에 기여하고 있다.

1990년대 아로마테라피는 영국에서 침술, 정골요법, 카이로프락틱, 동종요법과 함께 5번째 인기있는 보완요법이었다. 1993년 로버트 티서랜드는 아로마테라피의 영역을 메디컬 아로마테라피, 간호아로마테라피, 전인적 아로마테라피, 미적인 아로마테라피, 심리아로마테라피 5개로 구분한다.

종합해보면 1970년대 까지 실제 아로마테라피는 프랑스밖으로는 거의 알려져 있지 않았으며 영국을 거처 오늘날 아로마테라피는 캐나다, 호주, 뉴질랜드 등 영 연방국, 우리나라, 일본 등으로 전파되어 오늘날에 이르고 있다. 아로마테라피가 발전해온 3가지 방향과 방법을 보면 마사지가 주로 사용되는 전인주의 아로마테라피, 내복을 통한 의료적 사용에 중점을 두는 프랑스식 메디컬 아로마테라피, 그리고 흡입을 통한 심리적 아로마테라피 등이다.

제 2 장

에센셜 오일

제2장
에센셜 오일

1. 에센셜 오일(정유)이란?

아로마오일은 방향 식물의 꽃, 잎, 줄기, 열매, 뿌리등 각기 다양한 부위로부터 생명력을 추출한 것으로 100% 순수한 천연 오일을 말하며 그들 특유의 향과 효능을 가지고 있다.

식물에서 아주 적은 양을 가지고 있는 에센셜 오일은 고도로 농축된 물질이며 휘발성 성분이므로 끓여서 휘발 성분을 기화 시킨 후 냉각과정을 거쳐 즉 증류를 통해서 얻을 수 있는 지용성이며 가벼운 성분이다.

로즈마리 잎을 가볍게 흔들거나 문질러보면 공기 중에서 로즈마리 향기 분자를 느낄 수 있는데 이는 에센셜 오일이 휘발성이기 때문이다. 에센셜 오일 분자를 터뜨리거나 온도가 높아지게 되면 천연의 에센셜 오일 분자가 휘발하게 되는 것이다. 평균적으로 방향성 식물에서는 1-2%정도 함유되어 있으며 현미경으로 볼 수 있다.

대부분의 에센셜 오일은 200종 이상의 화학성분과 복잡한 분자 집단으로 이루어져 있다.

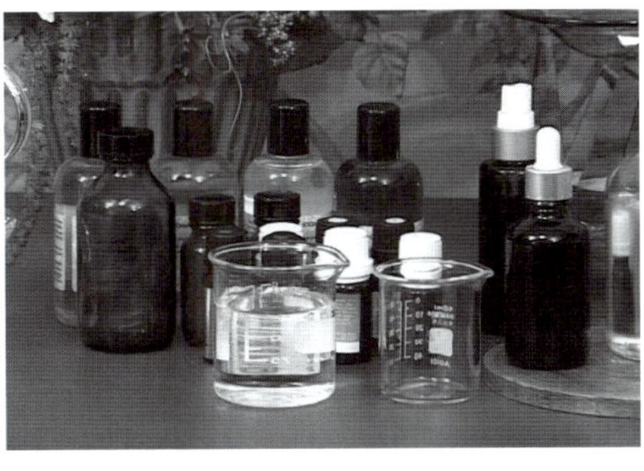

생명에너지를 함유하는 물질이므로 올바른 보관과 사용이 매우 중요하다. 햇빛, 공기에 쉽게 변하므로 햇빛 차단은 기본이다. 갈색 유리병에 보관해야 하며 산화방지를 위해 뚜껑을 단단히 닫고 보관한다.

(1) 에센셜 오일의 특성

1) 시너지(synergy) 작용

에센셜 오일은 단순히 각 부분 성분들을 모아 놓은 것 이상의 성질을 가지고 있다.

시너지작용이란?

- 2가지 이상의 에센셜 오일을 섞어 사용(블렌딩)할 때 각각의 에센셜 오일이 가지고 있는 효능을 더 강화시키거나 각각의 오일의 효과보다 더 많은 효과를 나타내는 등 상승효과를 나타내는 것을 말한다. 클라리 세이지, 로만 캐모마일, 일랑일랑은 모두 신경계 진정 효과가 우수한 풍부한 에스테르(esters) 성분을 가지고 있다. 이러한 오일들을 혼합하여 사용하면 불면, 스트레스와 같은 신경성 문제를 완화하는데 보다 강력한 효과를 기대할 수 있다. 그러므로 아로마테라피에서 목적별 블렌딩의 역할이 중요하다
- 에센셜 오일 그 자체도 단순히 각 부분 성분들을 모아 놓은 것 이상의 시너지 작용을 나타낸다. 타임오일의 경우 구성성분의 하나인 티몰(thymol)의 살균작용보다 강한 효과를 가지고 있다

2) 억제 작용(quenching)

에센셜 오일을 구성하는 각각의 성분들이 서로 부작용을 보완하여 막아준다

3) 흡수성

- 분자가 작아서 피부를 통해 쉽게 흡수되며 되며 흡입을 통해서 혈액내로 쉽게 흡수 된다.
- 피부를 통한 흡수시간은 20~70분 정도 이며 개개인별로 차이가 있을 수 있다.

4) 휘발성

- 에센셜 오일 각각은 나름대로 다양한 휘발성을 가지고 있다.

– 탑노트 'Top notes' 이들은 아주 가벼워서 가장 먼저 휘발되는 분자이다.
– 미들노트 'Middle notes' 대부분의 오일이 미들 노트에 속한다. 일반적으로 신체의 신진대사 에 주로 사용된다.
– 베이스노트 'Base notes' 휘발도가 낮은 대부분 무거운 분자들도 되어 있으며 피부깊숙이 침투하고 일반적으로 마음 진정시키는 작용이 있다 .

구분	Top note	Middle note	Base note
오일	시트러스 계열, 페퍼민트, 유칼립투스, 타임, 클라리 세이지 등	라벤더, 캐모마일, 멜리사, 로즈우드, 제라늄, 마조람, 쥬니퍼베리 등	샌달우드, 파출리, 몰약, 유향, 시더우드 등

(2) 에센셜 오일은 왜 만들어지는가?

식물이 성장하고 생명을 유지하는데 꼭 필요한 1차 대사는 광합성 대사과정이고, 2차 대사는 식물이 스트레스를 받거나 1차대사의 실패위험을 느낄 때 만들어 낸다.

삭물의 2차대사로 인해 만들어지는 것에는 에센셜 오일(essential oil)외에 알카로이드(alkaloids), 검(gums), 사포닌(saponins), 스테로이드(steroid), 탄닌(tannins) 등이 있다.

식물이 에센셜 오일을 만드는 이유는 다음과 같다.

● 외부세계와의 작용

식물은 움직일 수 없는 존재로, 에센셜 오일의 분비를 통하여 외부로는 필요한 곤충을 끌어들이고 해로운 미생물로부터 식물을 방어한다. 증발하는 에센셜 오일이 동물의 눈이나 입을 자극하여 곤충을 아내면서 방어하거나, 오일의 분비를 통하여 벌을 유혹하고 꽃의 가루받이(수정작용)를 하기도 한다.

아로마 향기는 어쩌면 인간과 교감하기 위해서일 수도 있다 향기에 이끌려 우리는 식물에게 다가가기도 하지 않는가. 또한 움직일 수 없는 식물끼리 대화를 하기 위해서일 수도 있다.

● 식물내부의 작용

식물의 환경에의 적응과정에서의 하나의 전략일 수 있다. 식물내부에서 식물의 성장과 생식작용에 관여하고 자기 방어적인 반응을 위해서 분비하는 것이다. 온도가 높고 건조한 지중해 지역에서 많은 아로마 식물들이 생장하는 것을 볼 수 있다. 세이지(sage), 타임(thyme), 로즈마리(rosemary), 오레가노(oregano)의 에센셜 오일방출로 잎의 오일 표면막을 형성하여 수분의 손실을 방지하기도 한다. 침엽수등수지분비등은 나무의 껍질이 손상받았을 경우에 이루어지는데 이는 상처를 치유하기 위함이다

타임이 자란 환경에 따라서 함유하는 에센셜 오일 성분이 다른 것이 그 예이다

타임(*Thymus vulgaris*)

해발이 낮은 곳에서 재배된 타임(Thymus vulgaris)은 페놀을 다량 포함하고 있다. 해발이 높은 곳에서 재배된 타임(Thymus vulgaris)은 알코올을 다량 포함하고 있다. 해발이 낮은 곳에서는 해충 등으로부터 보호하기 위해 보다 강력한 성분의 분비가 필요하기 때문이다.

- 타임 티몰(*T. vulgaris thymoliferum*): 강한 항감염제이나 피부 자극이 심함.
  표기 - Thymus vulgaris ct thymol,
- 타임 리날롤(*T. vulgaris linaloliferum*): 강한 방부성이 있지만 피부에는 순함 피부 트러블에 우수. 아로마테라피에서 선호.
  표기 - Thymus vulgaris ct linalool,

(3) 에센셜 오일은 식물의 어느 부위에서 만들어지는가?

에센셜 오일은 식물의 생체성분(Vital elemets) 이다. 식물의 호르몬으로도 여겨지는 것으로 에센셜 오일은 식물내의 한 부분이나 여러 부분 등 다양한 곳에서 합성되어 자기만의 공간에 저장되어 있는데, 오일의 종류에 따라서 나름대로의 뿌리, 줄기, 잎, 꽃 속에 각각 비밀스런 공간을 가지고 있다. 예를 들면, 유칼립투스와 티 트리 오일은 잎 속에 있는 오일 주머니 속에서 생성되어 저장되어 있는 반면 페퍼민트와 클라리 세이지오일은 잎 표면에 존재하는 분비선 속에서 발견된다. 로즈 오일은 꽃잎에서 추출되고, 오렌지는 꽃, 잎, 열매의 껍질에서

각각 추출된다. 펜넬,, 코리앤더 등의 식물들은 씨에 에센셜 오일을 담고 있다.

추출부위	에센셜 오일명
꽃	자스민, 로즈, 일랑일랑
잎	유칼립투스, 티트리
과일	레몬, 만다린
열매	블랙페퍼, 펜넬
씨	쥬니퍼
수지	프랑켄센스, 몰약
나무	세다우드, 샌달우드
뿌리	진저, 베티버
나무껍질	시나몬

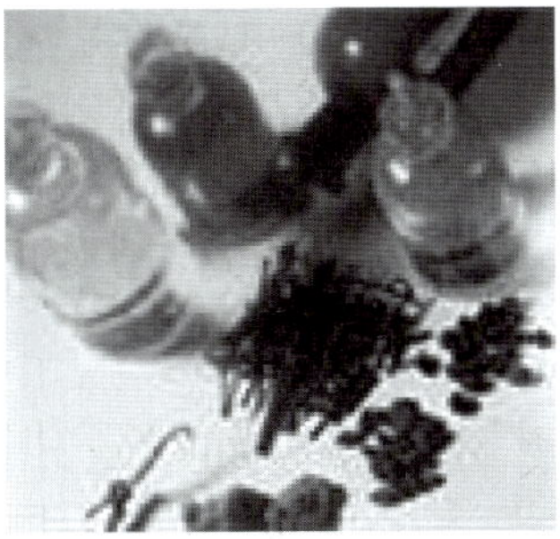

오렌지나무는 예외적으로 오렌지 나무 가지,꽃잎, 그리고 과일의 껍질 등 3부위에서 에센셜 오일이 추출되며 각각 다른 치료적 특성을 가지므로 각각의 에센셜 오일 이름을 가진다.

추출부위	에센셜 오일명
꽃	네로리 오일
가지	페티그레인 오일
과일 껍질	오렌지 오일

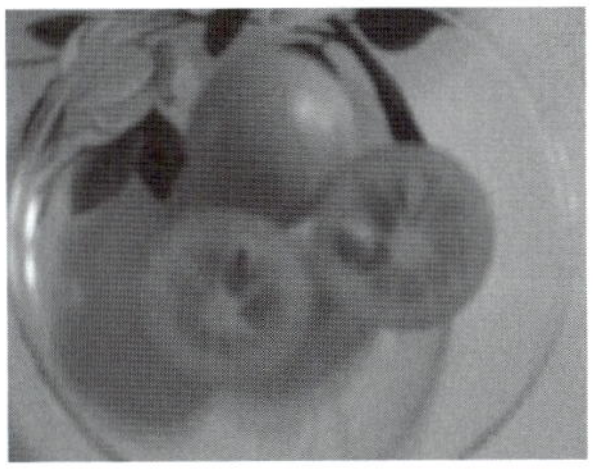

(4) 에센셜 오일의 분비는 어디서 이루어지는가?

에센셜 오일은 식물내의 한 부분이나 여러 부분 등 다양한 곳에서 합성되어 자기만의 공간에 저장되어 있다. 특별한 세포유형인 이러한 공간들은 꽃잎조직 분비모 (hair)인 트라이콤(glandular trichomes) 혹은 식물내의 주머니와 같은 빈 공간(cavities) 혹은 관(ducts)등으로 다양하며 에센셜 오일은 이러한 공간에 들어 있는 아주 작은 물방울 같은 분자라고 할 수 있다. 이곳에서 생합성 되고 저장 되고나서 공기 중으로 이동하게 되는 것이다.

에센셜 오일의 분비는 식물의 표면으로 이루어지는 외분비 구조와 식물의 내부에 분비구조를 가지는 두 가지 방식으로 크게 나눌 수 있다.

외분비 구조를 가지고 있는 식물은 우리가 가볍게 터치하는 것만으로 아로마향을 느낄 수 있다면 식물의 내부에 분비 저장 구조를 가지고 있는 경우는 비비거나 문지르는 것을 통하여 향을 맡게 되느니 것이다

식물이 에센셜 오일을 만들고 저장하는 특별한 구조들은 식물의 특성에 따라서 각각 다르게 존재한다.

식물에서의 분비 구조

1. 외분비(Exogenous secretion)
   식물의 표면에서 일어나는 분비
2. 내분비(Endogenous secretion)
   식물 내에서 특정한 세포 간 공간으로의 분비되어 저장

1) 트라이콤(Glandular trichomes)

외분비구조의 대표적인 형태중의 하나는 트라이콤(glandular trichomes)이다. 이는 표피의 일부가 돌출되면서 특화된 세포로 헤어와 같은 모양으로 대부분의 식물에 존재한다.

라벤더 타임, 로즈마리 같은 꿀풀과(Lamiaceae) 식물들은 잎의 가장 바깥 세포층(표피)에 트라이콤이(glandular hair)이 많이 분포되어 있으며 2가지 타입의 트라이콤이 잎과 줄기에서 발견된다.

다세포로서 끝이 구상으로 부푼 것이 대부분인데 둥근부위는 하나 혹은 많은 세포로 이루어져 있으

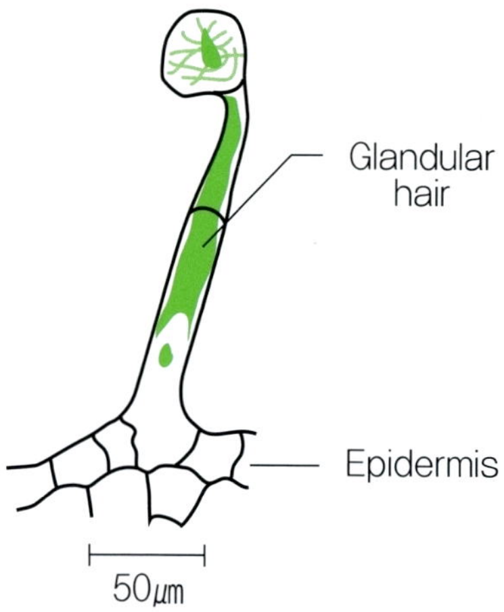

그림 - 식물의 과립성 분비모와 일반모

며 표피로부터 줄기형태를 통하여 연결지어진다. 표피에서 길게 나온 모양과 표피에 짧게 붙어있는 형태 등이다.

에센셜 오일은 둥근 부위에 저장되어 있는데 외부로 분비되기 전에 테르펜 합성이 일어나는 분비세포가 큐티클 안쪽 공간(subcuticular storage cavitiy)으로 오일을 분비하여 저장한다. 건조된 라벤더에서 오일이 추출 가능한 이유가 여기에 있다.

트라이콤은 식물이 곤충을 유인하여 수정작용을 돕거나 아니면 해로운 곤충의 접근을 방지하기 위한 구조라 할 수 있다. 트라이콤은 공기의 움직임을 적게 만들어 수분이 기공을 통하여 증발되는 것을 좀 더 머무르게 하여 수분손실의 방지, 온도조절에 관여하기도 한다.

● 트라이콤 구조의 오일

Lamiaceae families. Basil, Lavender, Marjoram, Melissa, Oregano, Peppermint, Rosemary, Thyme

2) 분비강(Secretory cavities)

유칼립투스와 같은 식물은 식물구조상 오일을 분비하는 이웃하는 많은 세포들로 둘러싸인 빈공간(Cavity)를 가지고 있으며 이러한 분비공간에 유칼립투스가 만들어내는 에센셜 오일이 저장된다. 프랑켄센스 역시 상처를 입거나 잘리면, 식물 내부 조직에서 상당한 양의 수지가 나온다. 감귤류는 껍질에 이와 같은 분비강을 가지고 있다.

도금양과 (Myrtaceae) 와 운향과(Rutaceae families).의 식물구조에서 에서 많이 볼 수 있다.

● 분비강 구조를 가지고 있는 오일들

Rutaceae families. Citrus oils: Bergamot, Grapefruit, Lemon, Lime, Orange, Myrtaceae families. ; Clove bud.Bay, Eucalyptus

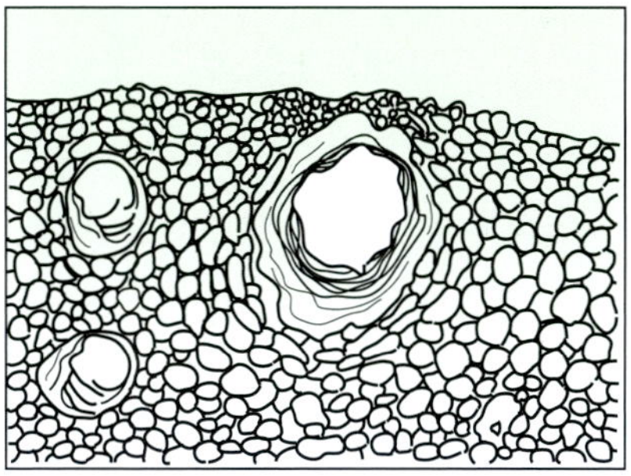

그림 - **시트러스 오일**(그레이프프룻)**껍질의 분비강**

3) 분비 관(Secretory ducts)

주변세포가 쪼그라들면서 튜브같이 만들어지는데 펜넬, 코리안더, 셀러리 같은 산형과(Umbelliferae) 식물들의 경우로 채널같은 구조로 뿌리에서 잎, 꽃, 과일까지 분비관이 형성된다. 오일을 분비하는 표피세로로 둘러싸여서 중앙의 비어 있는 통로가 만들어지는 것이다. 이들 식물들은 상처를 입거나 잘리게 되면, 식물 조직 내에서 상당한 양의 오일이나 수지가 나올 수 있다.

프랑켄센스나 미르같은 오일들 역시 수지관 (resinc duct)의 구조를 가지고 있어서 상처를 입거나 잘리면, 식물 조직에서 상당한 양의 수지가 나오게 된다.

Umbelliferae families. Angelica, Caraway, Carrot seed, Dill, Fennel, Fir,
Coniferae families. Juniper, Cypress
Pinaceaefamilies. Cedar, Pine, Spruce,
Burseraceaefamilies. : Frankincense, Myrrh

(5) 에센셜 오일의 생산은?

에센셜 오일 한 방울을 생산하기 위해서는 많은 양의 식물이 필요하다. 꽃잎에서 추출된 에센셜 오일의 경우에는 더 많은 양의 식물이 필요한데 로즈 오일 1온스(25g)을 얻기 위해서는 60,000개의 로즈 꽃잎이 필요하다. 꽃잎에는 에센셜 오일의 함유량이 매우 적기 때문이다. 이러한 생산량은 에센셜 오일의 가격에 영향을 주게 되어 다른 오일에 비해서 로즈나 자스민 오일의 가격이 높아지게 만든다. 추출되는 양이 상대

[정유의 추출 정도]

오일명	오일의 추출량
German chamomile	0.2~0.4%
Clove leaf	2.0~3.0%
Eucalyptus	up to 10%
Everlasting	0.07~0.09%
Grapefruit	0.05~0.1%
Jasmin	0.2% 이하
Neroli	0.08~0.1%
Rose	0.02~0.05%

(Salvatore Battaglia Complete Guide to Aromatherapy 2004 참조)

적으로 적기 때문이다.

에센셜 오일의 질은 많은 요인에 의해서 영향을 받는다는 것이다. 식물이 자라고 있는 지역적 원인, 만연한 기후 지역경작 분포상태, 수확시기와 그에 따른 후속 조치 등이 대표적 요인에 속한다고 할 수 있겠다. 질은 거의 항상 가격에 반영이 되는데 예를 들자면 최상의 것으로 여겨지는 지중해의 자스민의 경우가 타 지역의 자스민보다 비싸다.

(6) 에센셜 오일의 이름은?

유칼립투스나 카모마일처럼, 많은 정유들이 식물의 일반명만으로는 명백하게 구분한다는 것이 항상 가능한 것은 아니다.

예를 들어, 우리는 전 세계에 걸쳐 수백 가지 다른 품종의 유칼립투스가 있고, 저마다 다른 정유가 나온다. 유칼립투스 글로불러스(*Eucalyptus globules*)의 잎에서얻어진 정유는 유칼립투스 라디아타(*Eucalyptus radiata*)에서 증류된 정유와는 상당히 다르다. 어린이들에 사용할 경우에 우리는 유칼립투스 라디아타(*Eucalyptus radiata*)를 사용해야 하는데 그래서 에센셜 오일의 이름은 매우 중요하다.

이들 품종 각각은 화학 조성이 다르며, 그에 따라 아로마테라피에서 쓰임새가 다르기 때문이다.

두 가지 대표적인 카모마일인 저먼 카모마일과 로만 카모마일 사이에도 큰 차이가 있다.

저먼 카모마일 오일은 카마줄렌을 함유하고 있어 강항 항 염증 효과가 있는 반면, 로만 카모마일 오일은 일차적으로 경련이나 통증을 완화시켜주는 특징이 더 크다.

카모마일이라고만 하면 카모마일 로만인지 카모마일 저먼인지 구분이 되지 않기 때문이다.

그래서 모든 식물은 현대 분류학의 아버지'로 불리는 스웨덴의 위대한 식물학자 칼 린네 Carl Linne (1707~1778)의 식물 분류법에 의거하여 이름을 정하고 있는데 식물을 크게 7단계로 분류하고 – 계 界 (kingdom) 〉 문 門 (division) 〉 강 綱 (class) 〉 목 目 (order) 〉 과 科 (family) 〉 속 屬 (genius) 〉 종 種 (species) 을 나누고 식물을 명명하는 이명법 二名法을 채택한 것이다. 이를 학명 (Latin name)이라고 한다. 학명은 라틴어로 이탤릭체로 쓰며, 앞의 속명의 첫 글자는 대문자로, 뒤의 종소명은 소문자로 쓴다.

예를 들면 저먼 카모마일은 아로마테라피에 있어서 일반 이름(common name)이며 학명으로는 Matricaria(속명) chamomilla(종명)이 되며 로만 카모마일의 학명은 Anethemis nobilis가 된다.

1) 에센셜 오일의 일반명과 학명

분류단계 : 종 〈 속 〈 과 〈 목 〈 강 〈 문 〈 계

모든 식물은 학명(라틴이름)을 갖고 있고 그 이름은 항상 2 part로 나뉜다. 1번째 쓰인 것은 속명으로 항상 명사, 단수, 대문자로 쓰고 2번째 쓰인 것은 종명으로 소문자로 쓰고 이탤릭체로 쓴다.

예) Lavandula angustifolia
(속명) (종명)

우리이름처럼 예)이(속명) 미영(종명)으로 쓰고 가족의 또 다른 사람은 이(속명) 성무(종명)으로 밀접한 관계에(가족은 유전자가 비슷하듯) 식물들의 '속'으로 묶여지고 그 가운데서 서로 각각 생김새가 달라진다.

그러므로 예를 들어 Lavandula라는 속명에 묶여진 여러 종들을 쓸 때는 속명을 빼고 쓰지 않도록 한다. 또한 속명은 첫 자의 대문자만을 줄여서 쓸 수 있다.

예) (L. latifolia) (L. x intermedia)
(속명) (종명)

Lavender True	Lavandula angustifolia
Lavender Spike	Lavandula latifolia
Lavandin	Lavandula x intermedia

일반명 (COMMON NAME)	학명 (LATIN NAME)
Angelica Root	*Angelica archangelica*
Anise	*Pimpinella anisum*
Balsam (Peru)	*Myroxylon pereirae*
Basil	*Ocimum basilicum*
Bay	*Pimenta racemosa*
Bay Laurel	*Laurus Nobilis*
Benzoin	*Styrax tonkinensis*
Bergamot	*Citrus bergamia*
Bergamot Mint	*Mentha Citrata*
Bois-de-rose	*Aniba roseodora*
Boronia	*Boronia megastigma*
Cajeput	*Melaleuca leucadendron*
Cardamum	*Elettaria cardamomum*
Carrot Seed	*Daucus carota*
Cedarwood (Atlas)	*Cedrus atlantica*
Cedarwood (Virginian)	*Juniperus virginiana*
Chamomile (German)	*Matricaria chamomilla*
Chamomile (Roman)	*Anthemis nobilis*
Cinnamon	*Cinnamomum zeylanicum*
Citronella	*Cymbopogon nardus*
Clary Sage	*Salvia sclarea*
Clove Bud	*Eugenia caryophyllata*
Coriander	*Coriandrum sativum*
Cypress	*Cupressus sempervirens*
Dill	*Anethum graveolens*
Elemi	*Canarium luzonicum*
Eucalyptus	*Eucalyptus globulus*
Eucalyptus (Lemon)	*Eucalyptus citriodora*
Eucalyptus (Radiata)	*Eucalyptus radiata*
Everlasting	*Helichrysum angustifolium*
Fennel	*Foeniculum vulgare*

일반명 (COMMON NAME)	학명 (LATIN NAME)
Fir Needle	*Abies alba*
Frankincense	*Boswellia carterii*
Galbanum	*Ferula galbaniflua*
Geranium	*Pelargonium graveolens*
Geranium (Rose)	*Pelargonium roseum*
Ginger	*Zingiber officinale*
Grapefruit	*Citrus paradisi*
Hyssop	*Hyssopus officinalis*
Immortelle	*Helichrysum angustifolium*
Jasmine	*Jasminum officinalis*
Juniper Berry	*Juniperus communis*
Kanuka	*Leptospermum ericoides*
Lavender	*Lavendula officinalis*
Lavendin	*Lavandula hybrida*
Lemon	*Citrus limon*
Lemongrass	*Cymbopogon citratus*
Lime	*Citrus aurantifolia*
Linden Blossom	*Tilia vulgaris*
Mandarin	*Citrus reticulata*
Manuka	*Leptospermum coparium*
Marjoram	*Origanum majorana*
May Chang	*Litsea cubeba*
Myrrh	*Commiphora myrrha*
Myrtle	*Myrtus communis*
Myrtle (Lemon)	*Backhousia citriodora*
Neroli	*Citrus aurantium*
Niaouli	*Melaleuca quinquenervia*
Nutmeg	*Myristica fragrans*
Orange (Bitter)	*Citrus aurantium*
Orange (Sweet)	*Citrus sinensis*
Oregano	*Oreganum vulgare*

일반명 (COMMON NAME)	학명 (LATIN NAME)
Palmarosa	*Cymbopogon martini*
Parsley	*Petroselinum sativum*
Patchouli	*Pogostemon cablin*
Pepper (Black)	*Piper nigrum*
Peppermint	*Mentha piperita*
Petitgrain	*Citrus aurantium*
Pine (Scotch)	*Pinus sylvestris*
Ravensara	*Ravensara aromatica*
Rose	*Rosa damascena*
Rosemary	*Rosmarinus officinalis*
Rosewood	*Aniba roseodora*
Sandalwood	*Santalum album*
Spearmint	*Mentha spicata*
Spikenard	*Nardostachys jatamansi*
Spruce	*Picea mariana*
Tagetes	*Tagetes minuta*
Tangerine	*Citrus reticulata*
Tea Tree	*Melaleuca alternifolia*
Tea Tree (Lemon)	*Leptospermum petersonii*
Tea Tree (New Zealand)	*Leptospermum scoparium*
Thyme	*Thymus vulgaris*
Tuberose	*Polianthes tuberosa*
Vanilla	*Vanilla planifolia*
Vetiver	*Vetiveria zizanoides*
Violet Leaf	*Viola odorata*
Yarrow	*Achillea millefolium*
Ylang Ylang	*Cananga odorata*

2. 에센셜 오일로 사용되는 식물의 분류

정유들은 식물이 속해 있는 과(family)에 따라 공통적인 특성과 유사성을 지닌다. 아로마테라피에 사용되는 정유는 70~80종으로 이들은 22종류의 과(family)에 속한다.

Annonaceae	
에센셜 오일	Ylang Ylang Cananga odorata
특성	진정, 발란싱 효과

Burseraceae	
에센셜 오일	*Frankincense Boswellia carteri, Boswellia thurifera* *Elemi Canarium luzonicum* *Myrrh Commiphora myrrha*
특성	거담작용, 재생효과

Compositae / Asteraceae	
에센셜 오일	*Chamomile German Matricaria chamomilla* *Chamomile Roman Anthemis nobilis* *Tagetes Tagetes glandulifera* *Yarrow Achillea millefolium* *Immortelle Helichrysum angustifolia* *Tarragon Artemisia dracunculus*
특성	방부성, 진정, 항알러지, 항박테리아, 항전염성, 소화질환, 염증, 불면증과 스트레스 해소

Coniferae / Cupressaceae	
에센셜 오일	*Cypress Cupressus sempervirens* *Juniper Juniperus communis*
특성	항전염, 방부성, 호흡기 살균성, 소염성, 항진균성, 순환촉진, 정화, 피부감염과 신장촉진제 효과

Geraniaceae	
에센셜 오일	Geranium Pelargonium graveolens
특성	항염성, 방부성, 항바이러스성 신경강화, 진정, 정화, 피부진정

Labiatae / Lamiaceae	
에센셜 오일	*Basil Ocimum basilicum* *Clary Sage Salvia sclarea* *Hyssop Hyssopus officinalis* *Lavender Lavandula angustifolia* *Lavandin Lavandula x intermedia* *Melissa Melissa officinalis* *Orange Mint Mentha citrata* *Patchouli Pogostemon patchouli* *Peppermint Mentha piperita, Mentha arvensis* *Rosemary Rosmarinus officinalis* *Sage Salvia officinalis, Salvia lavandulaefolia* *Savory Satureia montana* *Spanish Marjoram Thymus mastichina* *Sweet Marjoram Origanum majorana* *Thyme Thymus vulgaris*
특성	방부, 마취, 항염, 항바이러스, 발란싱과 아로마틱

Lauraceae	
에센셜 오일	*Camphor Cinnamomum camphora* *Cinnamon leaf Cinnamomum zeylanicum* *Ho Leaf Cinnamomum camphora* *Ravensara Ravensara aromatica* *Rosewood Aniba rosaeodora*
특성	항진균성, 방부성, 살균성, 항바이러스성과 토닉 또는 자극제

Mristicaceae	
에센셜 오일	*Nutmeg Myristica fragrans*
특성	마취성의, 근육통에 효과적, 뇌에 효과적인 자극제

Mristicaceae	
에센셜 오일	*Bay Pimenta racemosa* *Cajuput Melaleuca leucadendron* *Clove Eugenia caryophyllata* *Eucalyptus staigeriana/globulus/radiata/citriodora/dives/smithii* *Myrtle Myrtus communis* *Niaouli Melaleuca viridiflora* *Pimento Berry Pimenta officinalis* *Tea Tree Melaleuca alternifolia*
특성	강한 항균, 소독, 안티-비랄, 강장제, 감염에 효과, 특히나 호흡기 계통

Olacaceae	
에센셜 오일	*Jasmine Jasminum officinale var. grandiflorum*
특성	항우울성, 항염성, 구풍제, 진정제

Pinaceae / Abietaceae	
에센셜 오일	*Cedarwood Cedrus atlantica* *Cedarwood Juniperus virginiana* *Pine Pinus sylvestris*
특성	강한 방부성, 카타르시스에 효과적

Piperaceae	
에센셜 오일	*Black Pepper Piper nigrum* *Cubeb Piper cubeba*
특성	항카타르시스성과 순환계와 소화계의 촉진제. 마취성과 거담제

3. 에센셜 오일의 추출

에센셜 오일은 다양한 방법으로 식물로부터 얻어지게 되는데 주요한 추출 방법으로는 증기 증류법이며 시트러스 오일에는 압착법이 그리고 에센셜 오일을 녹이는 종류에 따라서 추출법이 다양하다.

증류법	증기증류, 물증류, 물과 수증기 혼합증류
압착법	시트러스계의 오일
용매추출법	비휘발성 용매추출(*enfleurage, maceration*) 휘발성 용매추출(solvent 용매추출법) 이산화탄소 추출법(CO_2 extraction)

(1) 증기 증류법(Steam distillation)

증류는 식물에서 에센셜 오일을 추출하는데 있어서 가장 오래고 가장 많이 사용된 방법 일 것이다. 에센셜 오일이 함유된 식물의 부분들을 증류기에 넣고 물을 끓인 수증기로 가열하게 되면 식물에서 분리된 에센셜 오일분자가 휘발되면서 수증기와 섞인 상태가 되면서 증류기의 상층부로 모이게 된다. 그리고 나서 휘발성 정유를 함유한 수증기를 냉각기를 통과시키게 되면 다시 응축되면서 액체인 증류액이 얻어진다. 이 증류액에는 물보다 비중이 작은 아로마 에센셜 오일이 위에 뜨게 되고 오일보다 무거은 물은 용기의 아래 부분에 모이게 되는데 이것이 플로랄 워터이다.

플로랄 워터는 증류과정의 부산물로 1L에 2gm 정도의 아주 적은 양의 에센셜 오일이 분산되어 있다. 플로랄 워터는 하이드로졸(Hydrosol)이라고도 하는데 그에 해당하는 에센셜 오일과 유사한 특성을 가지고 있으며 피부에 직접 사용할 수 있다. 스킨 토너로 사용하면 이상적이다.

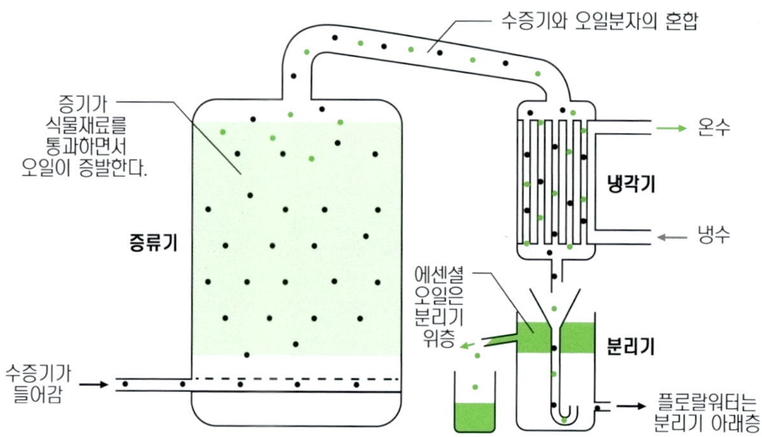

[증기 증류법]

(2) 압착법(Expression)

이 추출방법은 단지 시트러스군의 오일에만 사용되는데, 시트러스군의 오일의 에센셜 오일은 작은 껍질의 표면 바로 밑에 있는 오일주머니에 존재하므로 간단히 짜내기만 하면 되기 때문이다. 압축으로 얻어진 오일들은 증류법으로 추출된 오일보다 보존기간이 짧다; 따라서 냉암소에 보관하는 것이 최상이며, 개봉한 지 6개월 이후부터는 변질되기 시작할 수 있다.

(3) 냉침법(Enfleurage)

냉침법(enfleurage)와 온침법(maceration)은 둘 다 지방이 에센셜 오일을 흡수한다는 물리적 사실에 근거해서 이루어진다. 로즈나 자스민 같은 섬세한 꽃 종류에 한해서 냉침법이 사용된다.

수확한 신선한 꽃을 나무틀에 유리를 깔아 만든 판에 얇게 지방을 펴 바른 후 깔아 놓는다. 이 과정에서 매 24~48시간 마다 추출되는 꽃의 특성에 따라 반복적으로 진행됨에 따라 에센셜 오일은 꽃에서 지방으로 옮겨지게 된다. 정확한 시간이 지나면 꽃들은 제거되며 새로 수확한 신선한 것으로 교체되는데, 이 과정이 매일 혹은 격일로 냉침법으로 사용되는 지방에

방향성 성분이 완전히 용해되어 포화 될 때까지 반복된다. 이렇게 얻어진 중간산물 포마드(pomade)라고 부르며, 기본적으로 지방과 흡수된 에센셜 오일로 되어 있다.
– 이러한 포마드는 알콜로 씻겨지는데 이 과정에서 증발하면서 에센셜 오일이 지방으로부터 분리된다. 마지막으로 남은 것이 앤플러라지(Enfleurage)이다.

(4) 온침법(Maceration)

온침된 오일은 실제적으로 캐리어 오일에 해당되며 순수한 에센셜 오일이라고 볼 수는 없다. 식물을 잘게 썰어 선플라워(sunflower)오일이나 올리브(olive) 오일에 넣은 후, 수일간 흔들어 식물 안에 있는 물질을 녹여서 추출해 낸 오일로 정유의 효능을 포함한다.

(5) 솔벤트 추출법(Solvent extraction)

솔벤트 추출법은 증기 증류로는 에센셜 오일을 많은 양 추출하기 어려운 경우에 사용할 수 있다. 꽃 뿐만 아니라 고무, 수지에 해당되는 에센셜 오일을 추출할 때 사용된다. 식물의 꽃 등을 솔벤트 용액에 담근다. 솔벤트 용액은 식물의 색이나 왁스 그리고 에센셜 오일을 용해시킨다. 그리고 나서 솔벤트를 휘발시키게 되면 반고체 형태의 물질이 남게 되는데 이를 콘크리트라고 부른다. 콘크리트는 추출되는 식물의 부위에 따라서 식물의 천연 왁스와 에센셜 오일 혹은 수지나 이와 같은 물질들의 혼합물이다. 그리므로 알콜을 사용하게 되면 왁스를 거르게 되고 그 다음 단계로 알콜을 제거하게 되면 “앱솔루트(Absolute)”의 형태의 에센셜 오일이 생긴다. 이 방법으로 추출된 오일의 이름에는 “앱솔루트(Absolute)”가 표기된다. 예를 들면 수증기 증류로 얻어진 로즈 오일은 Rose otto 이며 솔벤트 추출로 얻어진 오일은 Rose absolute가 된다. 몇 명의 아로마테라피스트들은 솔벤트 추출방법이 앱솔루트에 솔벤드 잔여물이 남게 되고 이것이 피부 자극을 유발한다는 이유로 앱솔루트를 사용하는 것을 좋아하지 않는다.

- **Rose Absolute** : 솔벤트 추출
- **Rose Otto** : 증기 증류 추출

4.에센셜 오일의 화학성분의 작용

약용식물의 꽃, 잎, 줄기, 열매, 뿌리등 각기 다른 부위로부터 추출하여 정제한 100% 순수한 천연 오일인 에센셜 오일은 단순한 천연 향이상의 치유적 효능을 가지고 있다.

(1) 유기화합물

모든 에센셜 오일은 300종 이상의 화학성분과 복잡한 분자 집단으로 이루어진 유기화합물이다.

주요한 성분은 탄소, 산소, 수소로 구성되어 있다. 에센셜 오일의 추출 방법과 식물이 에센셜 오일을 합성하는 과정에서 화학적 구조가 정해진다.

치료적 효과와 향기의 시너지를 결정짓는 것은 식물의 화학적 요소들의 조합으로 이러한 부분은 합성해서는 모방할 수 없다.

유기화합물의 기본인 탄화수소는 탄소배열의 모양에 따라서 체인구조 혹은 링 구조를 이룬다. 체인을 이루는 지방족 탄화수소와 탄소배열이 6각형의 벤젠 고리(benzene ring),를 이루는 방향족 탄화수소로 나누어질 수 있다.

에센셜 오일 분자의 기본 단위는 탄소가 5개가 이중 결합을 하고 있는 지방족 탄화수소에 속하는 이소프렌(Isoprene)과 방향족탄화수소인 벤젠고리(benzene ring)이다.

에센셜 오일 분자들은 생합성 경로에 따라서 하나는 이소프렌 단위가 결합하여 만들어낸 테르펜(terpene)과 테르펜에 기반한 화합물인 테르페노이드 화합물이며 다른 하나는 벤젠고리구조에 기초한 페닐프로판(phenylpropane)계 화합물과 그 유도체로 나누어진다.

테르펜과 테르페노이드화합물이 에센셜 오일의 90% 이상을 차지하고 있다. 모노터펜은 탄소수자가 10개, 세스퀴터펜은 15개, 디터펜(diterpenes)은 20개, 트리터펜(triterpenes)은 30개의 탄소로 이루어져 있다. 이들 분자는 이소프렌(isoprene,)이라는 5개의 탄소 원자로 이루어진 기본적 화학 구조 단위가 여러 개 모여 만들어진다. 따라서 모노터펜은 2개의 이소프렌 단위로 이루어져 있다.

탄소 원소수	분류	분자구조
10	mono-	$C_{10}H_{16}$
15	sesqui-	$C_{15}H_{24}$
20	di-	$C_{20}H_{32}$
25	sester-	$C_{25}H_{40}$
30	tri-	$C_{30}H_{48}$

테르펜(terpenes)

테르펜(Terpene)은 단일 체인으로 지방족 탄화수소라 불리며 순수한 탄소와 수소로 구성된다.

에센셜오일의 terpene은 10개에서 30개까지의 탄소원자를 함유하고 있으며 그 이상의 탄소수자를 포함한 경우는 증류과정에서 휘발이 되지 않으므로 에센셜 오일의 형태로는 존재하지 않는다. 탄소원자 수가 커질 수록 분자의 비중이 무거워지고 휘발성이 떨어지며 증류하기가 힘들어진다.

테르펜노이드 화합물(terpenoid hydrocarbons)

테르펜 (terpenes)은 산소와 결합하여 테르펜노이드 화합물(terpenoid hydrocarbons)인 알코올(alcohols), 알데히드(aldehydes), 케톤(ketones), 옥사이드(oxide), 에스테르 (esthers) 등을 합성한다.

① **알코올**(alcohol) : terpene에 산소와 결합하여 산화(Oxidation)의 과정을 거쳐 만들어진다.

② **알데히드**(aldehyde) : 알코올이 2차 산화 산화 과정을 거쳐서 만들어진다.

③ **에스테르** : 에스테르는 알코올이 산과 반응하면서 발생하는 화학적 조직체이다. acid가 alcohol과 작용하여 만들어진다.

페닐프로판(phenylprobane)

페닐프로판(phenylprobane)은 단백질 분해를 위해서 중요한 아미노산 신진대사에서 나오는 부산물이다.

아로마틱 알데하이드(aromatic aldehyde), 페닐 메틸 에테르(phenyl methyl ether)등이 이 여기에 속하며 아네솔(anethol, 아니스 오일의 성분), 유제놀(eugenol, 클로브 오일의 성분), 바닐린(vanillin, 바닐라의 성분), 또는 쿠마린(coumarin) 등의 기본 구조 단위가 된다.

아로마틱 알데하이드인 시나몬알데히드(cinamonaldehde)는 자극적이고 흥분을 유발시키는 작용을 한다. 에스트라골(esttagol)과 아데롤(anethol)은 자율신경계가 균형을 이루도록 도와주는 작용과 소화기관의 경련을 해소하는 작용을 한다.

● **Aromatic aldehyde** : 다른 알데하이드와 다르게 중앙에 phenol고리를 가지고 있으며 알데하이드보다는 페놀의 특성과 비슷하다.

(2) 오일의 화학성분과 효과

1) 모노테르펜(Monoterpenes)

어미가 –ene로 끝난다.

- 대표적인 에센셜오일 : Citrus, fennel, pine, frankincense . neroli,Basil,
- 낮은 농도일 때 인체의 바이러스 감염 차단 효과
- 감귤류의 껍질이나 침엽수(사이프러스, 파인, 쥬니퍼 등) 등에 높은 비율로 함유되어 있으며 거의 모든 에센셜 오일에 함유
- 공기 중의 산소와 반응하여 오존을 만들어내는 성질이 있어 강력한 방부 효과

● 화학성분

limonene, pinene, campnene, myrcene

● 작용효과

· 정신을 맑게 하고 집중력을 높여주는 효능
· 흥분 작용과 강장 작용
· 실내의 공기정화 및 방부 효과
· 피부자극, 피부건조효과
· 항균 및 바이러스 작용

2) **세스퀴테르펜**(Sesquiterpene)

어미가 –ene로 끝난다.

· 대표적인 에센셜오일 : Lemon, black pepper, bergamot, sandalwood
Black pepper, clove bud, German chamomile, roman chamomile and yarrow

● 화학성분

chamazulen, bisabolol, santalol, zingiberol, carotol, caryophllen, farnesol

● 작용효과

· 진정제, 항생제, 항경련성
· 항염증과 항 알레르기 효과
· 혈압 강하, 진정, 이완, 안정

3) **알코올**(monoterpenic alcohol, Monoterpenol)

"ol"로 어미가 끝난다.

· 대표적인 에센셜오일 : Lavender, rosewood, coriander, bergamot
Rose, geranium, citronella, palmarosa
Rose, ylang ylang, neroli, Tea tree, juniper berry, sweet marjoram

● 화학성분

linalol, borneol, citronellol, santalol, estragol, nerol

● 작용효과

· 감염억제, 온열 효과 ,방부효과
· 항박테리아, 항 곰팡이, 항 바이러스,
· 면역자극, 신경강화, 강장.
· 피부관리에 효과적
· 향기가 좋기 때문에 신경을 강화
· 미생물에 대한 효능 우수 인체에는 무해

4) **세스퀴테르펜 알콜**(Sesquiterpenoid alcohol) / **세스퀴테르페놀**(sequiterpenol)

"ol"로 어미가 끝난다.

· 대표적인 에센셜오일 : jasmine, ylang ylang, rose, patchouli, ginger, vetiver, carrot seed, helichrysum, cedarwood

● 화학성분

α-bisabolol, zingiberol, patchoulialcohol, 알 α-santanol, viridiflorol

● 작용효과

· 항감염, 면역체계강화, 일반적 강장
· 정맥과 임파충혈 완화

5) **페놀**

"ol"로 어미가 끝난다.

· 대표적인 에센셜오일 : Thyme, oregano, savory, Cinnamon leaf, clove, basil
· 낮은 농도로 짧은 기간만 사용되어야 하며 오랜 기간 사용하면 독성
· 장기간 남용할 경우 간이나 피부,점막에 손상

· hydroxylgroup(−OH)이 벤젠 고리(benzene ring)에 붙어 있는 구조물이다.
실제 사용 시 심각한 피부 자극을 일으킬 수 있으므로 주의해서 사용해야 할 성분이다.

● 화학성분

thymol, carvacrol, eugenol

● 작용효과

· 강한 항 바이러스 및 항균 작용 방부작용
· 혈액 순환을 촉진하고 혈압을 상승시키는 작용
· 기생충 살균, 면역 자극

6) 알데하이드(Aldehydes)

−al로 어미가 끝난다.

· 대표적인 에센셜오일 : Citronella, Lemongrass, may chang, lemon, melissa, verbena
· 1% 미만의 낮은 농도로 사용 시 효과적
· 안압을 높이는 작용
· 고농도시 피부자극

● 화학성분

citral, citronellal, neral, geranial

● 작용효과

· 광범위한 작용
· 강력한 항바이러스, 항염증성 효과 .항염효과, 진정제, 항 바이러스,
· 벌레를 쫓는 데 이용
· 해열, 진정, 진통,혈압강하, 신경안정작용
· 중추 신경 조절, 혈관확장
· 면역조절

7) 케톤(Ketone)

–one로 끝나는 이름을 갖는다.

- 대표적인 에센셜오일 : Frankincense, rosemary,Peppermint,Jasmine
- 소량사용시 해열 , 진정효과 있는 반면용량을 과다하게 하거나 장기적으로 사용하면 신경체계에 해로운 작용을 하며 유산과 간질을 유발 가능
- 연속사용보다는 단기 사용하고 간격을 두고 사용
- 어린이와 임신여성은 케톤이 함유되어 있는 아로마 오일의 사용을 금지.

● 화학성분

thujone, pulegone, pinocamphone, carvone

● 작용효과

- 피부재생 효과 우수
- 점액성 분해, 상처 치유, 세포 재생, 잠재적 신경독성
- 항염, 항 알레르기 , 거담효과
- 항응고, 진정, 점액질 제거
- 광범위한 호흡기 치료에 효과적.

8) 옥사이드(Oxide)

- 대표적인 에센셜오일 : *Eucalyptus globulus, Eucalyptus radiata, Eucalyptus smithii*, Cajuput, Niaouli, Rosemary, Tea Tree
- benzene고리 구조 안에 산소가 포함된 구조다. eucalyptol(1,8 cineole)을 제외하고는 에센셜 오일 안에 존재하는 oxide는 거의 없음
- 피부에 자극이 있을 수 있으므로 사용 시 주의가 필요

● 화학성분

1,8–cineole(eucalyptol), linarol oxide, bisabolol oxide

● 작용효과

· 항감염, 호흡계 자극
· 거담, 점액을 묽게 하고 폐와 기관지를 청결하게 함

9) 에스테르(Ester)

~ly이 포함되어 있고 낱말의 끝이 ~at로 끝나는 것이 특징이다.

· 대표적인 에센셜오일 : Rroman chamomile, Lavender, Bergamot, Clary sage . Neroli, Jasmine, , Ylang ylang, Geranium
· 독성과 피부 자극 효과가 없음

● 화학성분

linalyl acetate, geranyl, acetate, bornyl acetate, methyl salicilate

● 작용효과

· 진정제, 균형, 신경계 강화, 안정효과 우수
· 항 곰팡이, 항염 효과
· 중추 신경계 진정 효과로 경련완화, 긴장완화
· 습진, 건성 등의 피부 질환, 불면증, 기분장애등의 신경과 질환에 사용

10) 에테르(Phenyl methyl ether)

· 대표적인 에센셜오일 : Fennel , Anise , Basil, Cinnamon leaf , Ylang Ylang

● Ethers(진정작용)

· 에센셜 오일에 포함된 대부분의 ethers는 phenol이나 알코올의 hydroxy group(−OH)에서 만들어진 phenolic ethers로, hydroxyl group의 수소 원자가 methyl group(−CH_3)이나 두 개의 carbon ethyl group(−CH_2−CH_2) 으로 교체되어 만들어진것이다.
· 아로마테라피에서 중요시하는 ethers로는 아니시드(aniseed)에 함유된 anethol과 바질(basil)에 들어있는 methy chavicol이 있다.

● 화학성분

anethol, methylchavicol, safrol, myristicin, apiol

● 작용효과

- 항우울, 항감염, 항경련, 진정효과
- 에스트로겐 효과,
- 중추신경자극, 순환계 강장, 워밍효과, 항우울

(3) 에센셜 오일의 주 화학성분구조에 따른 효과

화학군마다 전반적으로 자극효과(stimulating), 진정효과(sedating), 균형효과(balancing)를보여준다.

에스테르(Esters)는 일반적으로 화학군중에 대부분 이완속성(relaxing)이며 반면에 페놀(phenols)은 대부분 자극속성(stimulating)이다.

효과	화학적 구성
이완효과 (relaxing)	키톤(ketones) 알데히드(aldehydes) 에스테르(esters)
균형효과 (balancing)	락톤과쿠마린(lactones & coumarins), 세스퀴테르펜(sesquiterpenes)
적은 자극효과	옥사이드(oxides), 엑시드(acids)
자극효과 (stimulating)	모노테르펜(monoterpenes), 알코올(alcohols)

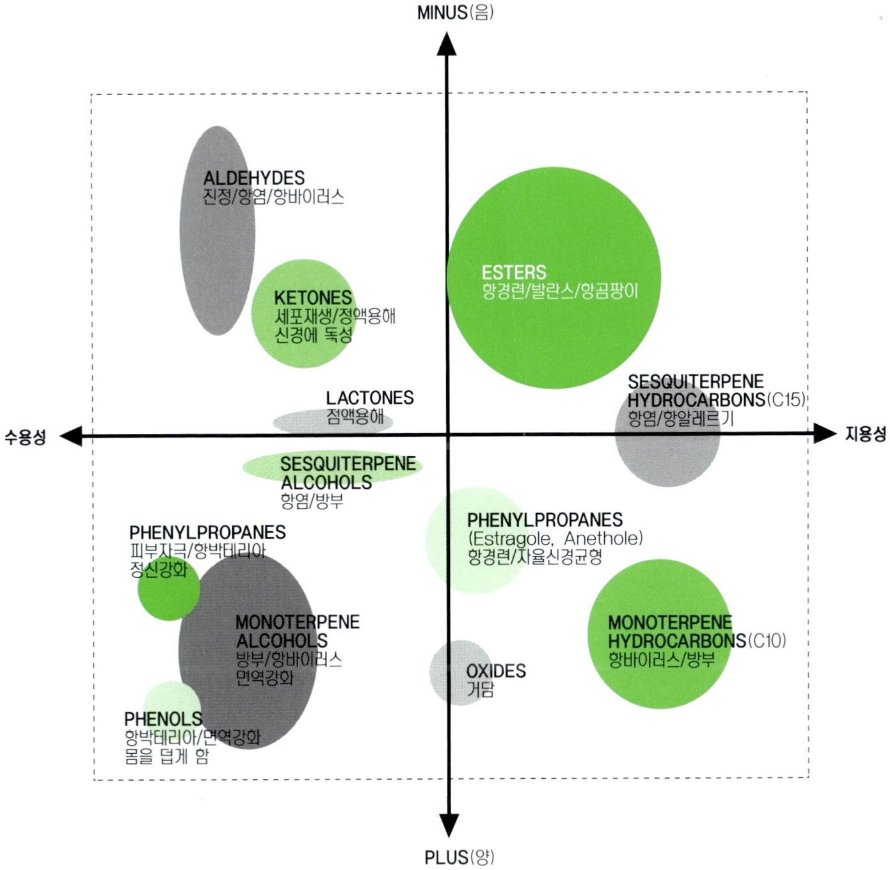

쿠트슈나우벨트(Kurt Schunaubellt)는 에센셜 오일의 주성분을 그것의 화학적 특성 및 약물학적 효과에 따라 분류하였다. 세로축은 전자를 끌거나(electrophilic) 밀어당기는(nucleophilic) 경향에 따라서 구분하고 가로축은 극성(polarity: 물에 대한 친화력의 정도의 표현)에 따라 분류하였다. 이 구조-효과의 도식(structure-effect)에서는 아래쪽에 해당하는 정유의 친전자성은 에너지와 활력(stimulant)을 주고 항바이러스효과, 강장 효과

가 있으며 그리고 가온성(warming)을 나타내고 친핵성을 갖는 윗부분의 화학성분은 일반적으로 진정과 이완(relaxant)효과, 차가운 속성(cooling),상처치유, 항염증, 효과을 나타낸다. 프랑스의 의사 프랑콤과 페노엘은 정유의 성분을 12가지 그룹으로 나눈 구조-효과 도식(Structure-Effect Diagram)을 고안하였다. 프랑콤 역시 에센셜 오일분자가 전기적으로

양전하를 갖게 되면 이를 신체에 적용하게 될 경우 세포가 강한 항전염(anti-infectious) 효과를 가지며, 세포환경을 활성화(stimulating) 효과를 가진다.(Kurt Schnaubelt,Advanced Aromatherapy, 1995)

박테리아의 성장을 방해하거나 박테리아를 바로 죽이며 따뜻한 속성을 가지는 화학성분들은 테르펜, 알콜, 페놀류이다

에스테르와 세스퀴테르펜의 화학성분의 주 특성은 진정, 긴장이완과 항염증 효과를 가지며 차가운 속성을 가진다. 비극성의 성격을 가지는 화학그룹의 경우 친수성으로 이러한 에센셜 오일 분자의 속성을 건조하게 하고 배액하는 효과를 가진다. 예를 들면 테르펜과 옥사이드등이 여기에 해당한다. 극성 분자들은 친수성이며 물에 녹는다. 예를 들면 알데하이드, 케톤, 알콜들이다 이들은 수분이 있는 환경에 끌리며 그들이 점액분비 효과를 발휘한다. 용해하며 점액질을 용해시킨다.

5. 에센셜 오일의 적용과 선택

(1) 에센셜 오일의 선택과 보관

아로마테라피의 효과를 볼려고 한다면 질이 좋은 에센셜 오일을 구입하여 사용해야 한다.

- **에센셜 오일 이름을 확인한다.** 학명으로 표기되어 있는 것을 확인한다.
- **정유의 용기를 확인한다.** 암갈색, 푸른색 불투명한 유리 용기 또는 알루미늄 용기이어야 하고 공기와의 접촉을 최소화 하기 위한 디자인이 좋다.
- **생산방법, 추출방법을 확인한다.** 로즈 오토인지 로즈 앱솔루트인지 확인할 필요가 있다.
- **정유의 향을 직접 맡아본다.** 향의 평가 중 가장 중요한 항목으로 향을 직접 또는 손등에 발라서 냄새를 맡거나 시향지를 이용하여 향을 평가한다. 오랜 시간과 경험이 필요하다.
- **순도를 확인한다.** 알코올에 희석할 경우 후 알코올이 탁해지거나 침전물이 발생한다면 순도가 떨어지는 제품이다.

에센셜 오일 보관

우리가 이미 알고 있듯이 에센셜 오일은 휘발성 오일로서 휘발력이 높다. 또한 빛에 매우 민감하다. 그래서 사용하고 보관할 때는 주의가 필요하다.

높은 휘발성 때문에 30℃ 이상의 온도를 피하고 매번 바르거나 맛사지하는 동안에는 언제나 뚜껑을 덮어야 한다. 마개를 꼭 막는 병에 보관해야 한다.

에센셜 오일은 빛에 민감하고 빛이 오일을 파괴할 수 있기 때문에 어두운 병에 보관해야 한다. 유리용기 이외의 다른 용기들은 에센셜 오일를 흡수하는 경향이 있기 때문에 에센셜 오일은 유리 용기에 보관해야 한다. 간단히 말해서 정유는 최고 오랜 보존기간을 위해서는 공기가 통하지 않고 어두운 색의 유리병에 담아 서늘하고 어두운 장소에 보관해 두어야 한다.

좋은 효과를 위해서는 짧은 기간이라도 식물성 캐리어 오일과 섞어서 두면 안된다. 오일의 유효 기간은 3년 정도이고 정유는 순수한 상태대로만 보관하면 감귤류 오일을 제외하고는 장기간 보존된다. 시트러스 오일은 6개월 이내 사용하는 것이 좋다 .

개봉후 보존기간은 6개월에서 1년이 적합하며 정유와 일반 오일의 혼합액은 1 내지 2주일)이 적합하다. 따라서 너무많이 구입하지 않는 것이 좋다.

- 오일분자를 손상시키는 자외선으로 부터 보호하기 위해 암갈색의 어두운 병에 보관한다.
- 공기중의 산소와 접촉하여 산화로 인해 변질되는 것을 방지하기 위해 사용 후엔 반드시 마개를 막아 산소와의 접촉을 막는다. (프라스틱이나 합성수지 재질은 피한다)
- 어린이들의 손이 닿지 않는 곳에 보관한다.
- 어둡고 차며 건조한 곳에 보관해야 하는데 열이 에센셜 오일분자에 영향을 줄 수 있기 때문이다.
- 용기를 세척할때는 꼭 알콜을 사용하여야 한다. (차후 다른 정유를 보관하는 경우를 위해서)

(2) 에센셜 오일 사용시의 주의사항

에센셜 오일은 농축된 성분으로 적절하게 사용되어졌을 때에는 매우 안전한 물질이지만 적절하게 사용되지 못할 경우에는 우리 신체에 매우 해로울 수도 있는 것이다.

- 원액 사용을 피하며 꼭 희석하여 사용한다.
  특히 신체의 많은 부분에 사용할 때는 항상 반드시 에센셜 오일을 희석된 상태로 사용해야 한다. 만일 피부에 원액이 닿았다면 크림이나 식물성 오일로 희석시킨 후 비누로 씻어내는 동작을 반복하도록 한다.
- 임신 중일때는 에센셜 오일 사용에 주의를 요하며 완전히 사용을 금해야 하는 에센셜 오일도 있다.
- 눈 주의의 직접 사용을 해서는 안되며 희석된 오일도 대부분 눈에 자극을 주므로 눈가 사용은 피하도록 한다 .

- 지나친 양의 정유를 사용할 경우 두통, 구토, 불편감을 느낄 수 있다 이 경우에는 물을 충분히 마시고 신선한 공기를 마시도록 한다.
- 최면 효과가 있거나 긴장 이완 효과가 많은 에센셜 오일(예, 클라리 세이지) 사용직 후에는 운전하지 않도록 주의한다.
- 아이들의 손이 닿지 않는 곳에 보관한다.
- 민감한 피부에 사용할 때에는 주의를 요한다.
- 중환자에게 사용할 때는 의사와 상담이 우선이다.
- 에센셜 오일은 매우 가연성이 높으므로 불 가까이에서 사용하는 것은 바람직하지 않다 .
- 에센셜 오일은 절대로 내복해서는 안 된다
- 환기가 잘 되는 곳에서 사용해야 한다.
- 만일 고객이 예민하거나 알레르기 피부를 가진 경우에는 오일 사용 전에 반드시 피부테스트를 하도록 한다.
- 특정한 금기 사항에 대해 완전한 이해를 통해서 선택한 에센셜 오일을 사용함에 있어서 신중할 수 있다.

● 사용을 금하는 정유

- 자극적인 정유(일반정유의 반만 사용) : basil, cedarwood,cinamon, lemon, peppermint, thym, clove, eucalyptus
- 감광성이 있는 정유(photosensibilisation) : orange, bergamot, lemon, mandarin
- 임신중 사용주의오일 : angelica, basil, clary sage, hyssop, majoram, myrrh, thym, juniper, clove, cedarwood, fennel, cinmon
- 고혈압 환자 : hyssop, rosemary, sage, thym
- 발작증세있는 사람 : fennel, rosemary, sage
- 당뇨병 : angelica

(3) 에센셜 오일의 흡수

흡입에 의한 흡수

에센셜 오일은 흡입시 폐를 통하거나 코의 후각계를 통해서 우리 몸으로 흡수된다.

폐를 통하게 되는 경우 폐포, 모세혈관, 혈관을 거쳐 우리 몸에 도달하고는 나중에 땀이나 피부를 통해서 아니면 소변이나 대변, 호흡을 통해서 배출된다.

흡입을 통하여 코에 도달하게 되면 후각세포들에 의해 포착된 향기는 뇌의 림빅 시스템(limbic system)을 거쳐 다시 대뇌에까지 전달된다. 대뇌에 전달된 전기신호는 시상하부의 뇌하수체로 전달되는데, 뇌하수체는 자율신경계, 내분비계, 면역계를 관장하는 기관으로 향 메시지에 따라 신체 활동을 조절하게 된다.

피부로의 흡수

에센셜 오일은 분자가 작아서 모낭이나 한선 그리고 각질층을 통하여 흡수가 일어난다. 피부는 마사지를 하거나해서 피부의 온도가 올라가게 되면 에센셜 오일의 흡수가 증가하게 된다.

적용하는 영역이 넓을수록 에센셜오일은 더 많이 흡수된다. 도포하지 않은 부위가 남아있으면 에센셜오일의 대부분은 피부로 침투하기 보다는 증발해버린다.

캐리어오일의 점도가 높을수록 서서히 침투되고 점도가 낮으면 더 빨리 흡수된다.

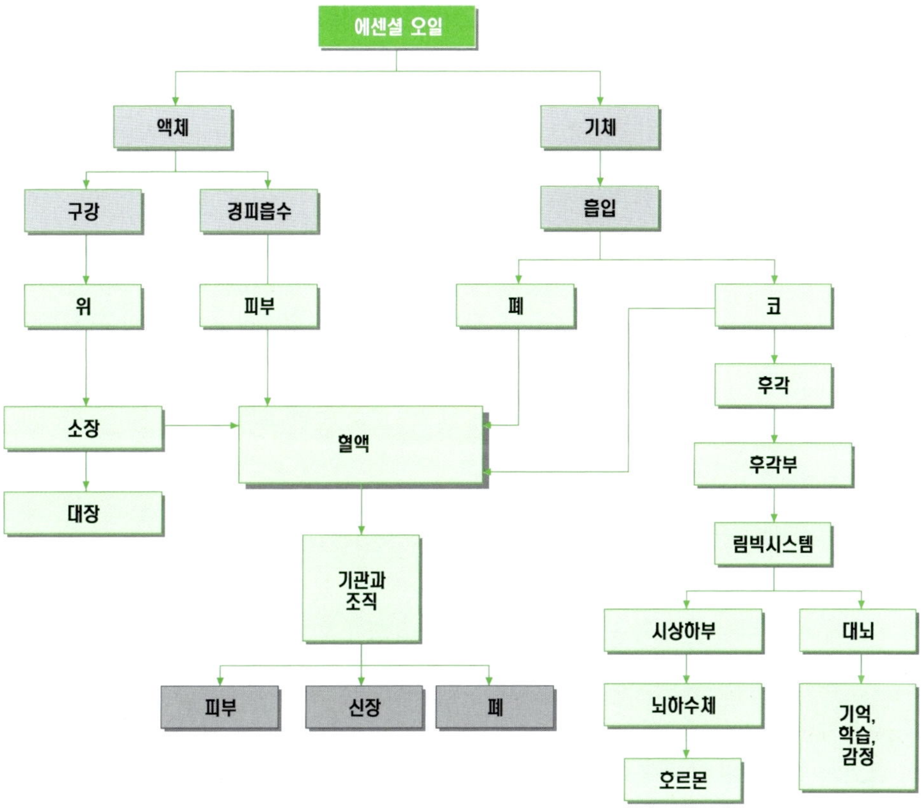

[에센셜 오일의 흡수 경로]

(4) 에센셜 오일의 기본 적용법

에센셜 오일을 사용하는 데는 목욕법, 습포, 그리고 그냥 바르거나 마사지하는 경우등 피부를 통해 흡수하거나 방법으로는 흡입, 베이퍼라이저등 폐를 통한 호흡법이 있다.

마사지

마사지는 가장 오래되고 단순한 방법중의 하나이며 건강을 유지하는데 도움이 된다.

아로마테라피 마사지는 혈류와 림프의 흐름을 원활히 하고, 신경의 전달능력을 향상시키고, 긴장을 완화하고 생명력을 증강시키는 효과를 가져올 수 있다. 부드러우면서도 다뜻한 치료적 터치(therapeutic touch)는 심리적인 안정감과 행복감을 줄 수 있다.

마사지와 희석

고농도로 농축되어 있는 에센셜 오일을 직접 몸에 바르게 되면 부작용이 생길 수 있다.

그래서 향이 거의 없는 식물성 오일에 에센셜 오일을 블랜딩하여 희석해서 사용해야 한다. 이때 쓰이는 오일은 주로 식물의 씨앗에서 추출되는 오일들로써 흔히 베이스오일, 또는 케리어 오일이라고 한다. 흔히 땅콩, 아몬드, 살구씨, 호호바, 아보카도, 등이 베이스 오일로 쓰이는데, 희석 뿐 아니라 그 자체만으로도 풍부한 영양성분을 함유하고 있어 피부건강에 많은 도움이 될 수 있다.

또한 마사지 중에 코로 향기를 흡입할 수도 있으므로 이중의 효과가 있다.

에센셜 오일목욕법

욕조에 물을 받고 에센셜 오일을 5~10방울 정도 떨어뜨린다.

욕조에 사용시에는 에센셜 오일이 물에 녹지 않는다는 점을 한 번 기억해줘야 한다. 그러므로 욕조에 직접 에센셜 오일을 사용하기 보다는 유화제 역할을 할 수 있는 우유 한 스푼이나 베이스 오일, 벌꿀이나 크림 20ml, 식초 10ml 정도로 오일을 희석해 주시면 물에도 잘 풀리고, 피부에도 효과적으로 흡수된다.

이 방법은 교감신경을 자극시키고, 몸 안의 독성물질을 배출시켜 주기 때문에 스트레스 해소와 미용에 탁월한 효과가 있다.

① 좌욕

좌욕의 경우에는 에센셜 오일 뿐 아니라 허브를 우려낸 침출액을 이용할 수도 있는데요, 변비나 치질 등에 효과가 있으며 불쾌감을 없애줍니다.

② 족욕

족욕의 경우는 발의 피로가 깨끗이 풀릴 뿐 아니라 온몸의 혈액 순환을 촉진시키므로 냉증이나 생리통, 감기에도 효과적이다.

확산법

목적에 따라 선정한 에센셜 오일을 실내 공간에서 여러 가지 기구(도자기 증발 접시, 전기 확산기) 이용하여 휘발시켜 흡입하는 방법이다.

전통적인 세라믹 도자기나 유리 베이퍼라이저를 사용할려고 한다면 초 위에 얹어 있는 그릇에다 다 아주 조금의 물을 넣고 5~10 방울의 에센셜 오일을 물에다 떨어드리고 초에 불을 켠다.

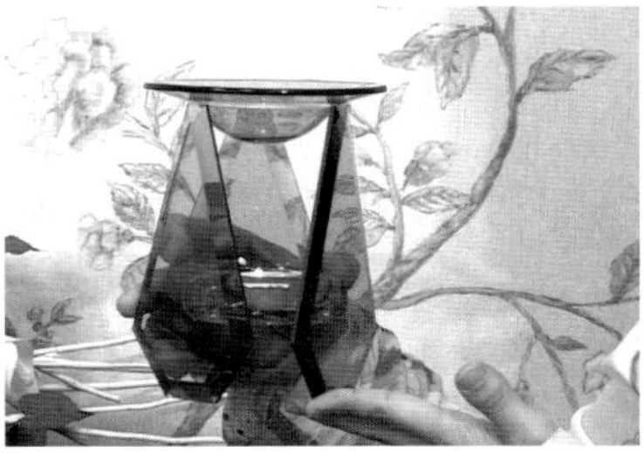

3살 이하	1 drop
3 ~ 6세	1 ~ 3 drops
6 ~ 12세 이상	1 ~ 4 drops

가습기

가습기안의 물에 에센셜 오일을 떨어뜨린다.

가습기의 종류에 따라서 에센셜 오일의 잔여분이 기계에 무리를 줄 수도 있으므로 잘 확인하고 사용한다.

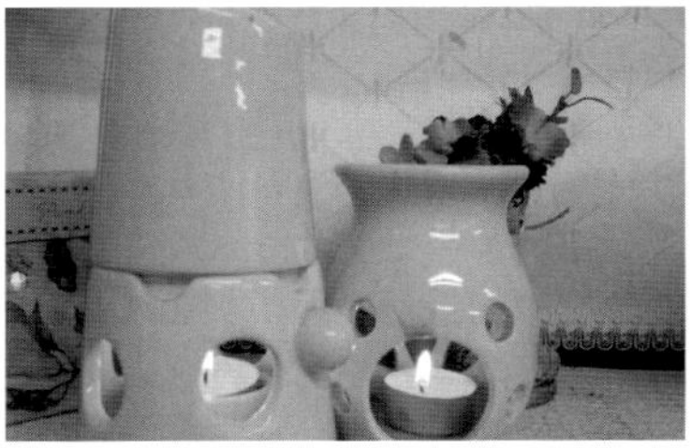

모든 나이	1 ~3 drops

흡입법

① 건식 흡입법

손수건이나 거즈 등에 한 두 방울 정도의 아로마 오일을 묻혀 코 아래에 대고 깊이 들이마시는 방법이다.

일시적으로 잠이 오지 않을 때나 두통 등에 효과적인 방법으로 티슈를 베개 밑에 넣어 두는 것도 좋은 방법이다.어린이에게 적용할 경우에는 잠옷이나 침대쉬트에 1방울정도 사용할 수 있다. 잠자리에 들기전에 잠옷의 칼라 안쪽이나 가슴 안쪽 부위에 에센셜 오일을 묻혀서 사용할 수 있다.

베게에 사용하는 방법도 호흡을 도와주거나 잠을 자는 것에 도움이 된다. 베게의 안쪽이나 코너등에 에센셜 오일을 사용하는데 눈에서 멀 부위가 적당하다.

② 증기 흡입법

1L정도의 더운물에 에센셜 오일을 5방울 정도 떨어뜨려 머리에 수건을 덮고 올라오는 수증기를 들이마시는 방법으로 정신적으로 뿐만 아니라 피부에도 좋은 효과가 있다. 주의할 점은 반듯이 눈을 감고 흡입하여야 한다.

베게 사용	6달 이상	1 ~ 2 drops
손수건이나 티슈사용	2세 이상	1 ~ 2 drops
파자마	6달 이상	1 ~ 2 drops

습포법

여러 장의 수건을 두텁게 접어서 4~5방울의 에센셜 오일을 넣은 물을 적셔서 건져서 물을 짜낸 뒤 불편한 부위에 온습포 대준다. 근육통이나 타박상등에 효과를 볼 수 있는 방법이다.

증상에 따라서 따뜻한 물, 또는 얼음물에 5~10방울 정도의 에센셜 오일을 넣고 깨끗한 면 타올이나 거즈 등을 그 물에 적신 후 짜서 환부를 찜질해 주면 되는데, 이때 최소한 30분 정도는 찜질해 주셔야 효과가 있다..습포를 효과적으로 작용하도록 하기 위해 미리 따뜻하게 한 타올을 덮고, 다시 그 위에다 습포를 따뜻하게 유지하기 위해 담요를 덮는다.

면봉사용

젖은 면봉에 희석하지 않은 에센셜 오일을 묻힌 후 바로 사용한다.

2실 이상의 어린이에게만 사용할 수 있으며 1방울을 한다.

스프레이

따뜻한 물에 에센셜 오일을 넣는다. 충분히 흔들어 주고 나서 방 안 높이 스프레이해준다.

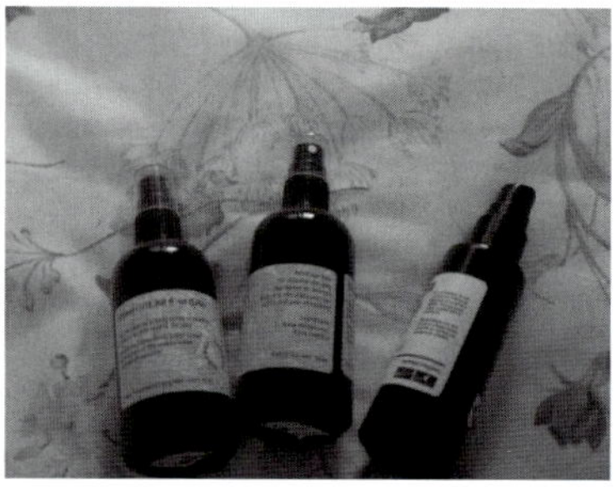

제 3 장

캐리어 오일 & 플로랄 워터

제3장
캐리어 오일 & 플로랄 워터

1. 캐리어 오일(carrier oil)

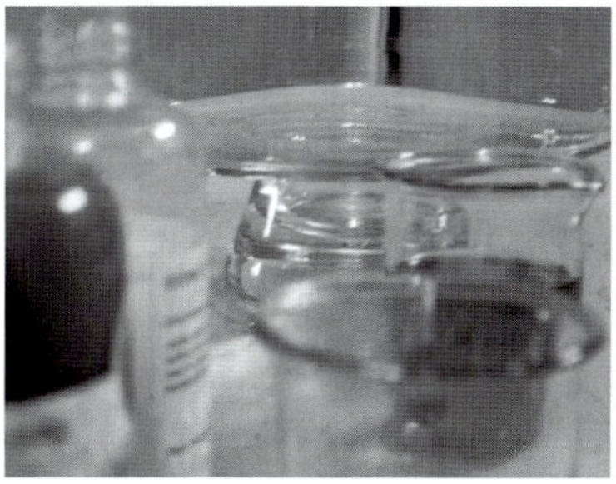

캐리어 오일이란 피부에 대한 정유의 '전달자' 역할을 하는 오일을 말하는데 베이스 오일이라고 말하기도 한다 에센셜 오일은 휘발성이 강하므로 천연 식물성 오일에 에센셜 오일를 희석하여 사용하면 정유의 향분자를 잡아주어 피부로 침투시키는 전달자 역할을 하며 동시에 캐리어 오일 자체가 에센셜 오일을 안전하고 효과적으로 희석하여 주는 역할을 한다.

캐리어 오일은 냉 압착 추출된 오일을 항상 사용해야 한다.

냉 압착은 가공하지 않은 재료(씨, 견과, 속)를 간단히 수압을 이용해서 압착시켜 오일을 짜내는 방법으로 열이 발생되지 않는다 . 그러므로 오일이 가지고 있는 천연성분들이 그대로 들어 있다. 아로마테라피에서는 미네랄 오일은 사용하지 않는다. 미네랄 오일은 피부흡수력이 좋지 않으며 모공을 막게 하는 특성이 있기 때문이다.

에센셜 오일은 분자구조가 매우 미세해서 피부를 통과하여 혈액의 흐름속으로 유입된다 캐리어 오일 분자는 입자가 커서 피부의 가장 바깥층에 머물러 있지 혈액속으로 흡수되지는 못한다.

아로마테라피에 사용되는 캐리어 오일의 종류는 많다. 스윗트 아몬드(Sweet Almond), 아프리콧 커널(Apricot kernel), 아보카도(Avocado), 칼렌쥴라(Calendula), 코코넛(coconut), 이브닝 프라임로즈(Evening primrose), 그래이프씨드(Grapeseed), 호호바(Jojoba) 마카다미아(macadamia), 올리브(oiliv), 피치커넬(peach kernel), 세서미(sesame), 해바라기(Sunflower), 휫점(Wheatgerm) 등이 아로마테라피에 사용되는 캐리어 오일이다.

캐리어 오일의 종류

A) 100 % 농도로 단독 사용이 가능한 기본 오일 : 마사지시 희석에 사용된다.
- sweet almond oil(스위트 알몬드 오일)
- grape seed oil(그레이프시드 오일)
- apricot oil(아프리코트 오일)
- hazelnut oil(헤이즐넛 오일)
- sunflowe oil
- peach kernel

B) 점성이 강하여 5-10 % 정도로 첨가하여 사용하는 오일
- avocado oil(아보카도 오일)
- evening primrose oil(이브닝프라임로즈 오일)
- jojoba oil(호호바 오일)
- wheatgerm oil(윗점 오일, 맥아유)
- rose hip oil(로즈힙오일)

C) 마서레이트된 오일 : 온침시켜 만들어진 오일로 효과가 우수하다.
- carrot oil(캐롯 오일)
- calendula oil(카렌둘라 오일)
- St.John's oil (세인트 존스 워트 오일= hypericum oil)

● Arnica (아니카) : (Arnica Flowers in soya oil)

타박상, 근육통, 타박상등에 효과가 있어서 마사지를 하거나 습포를 해주는 방법이 있다. 다른 케리어 오일들에 5~10%를 희석하여 사용하는 경우가 많다. 혈액순환, 통증완화, 염증완화 등의 효과가 있다. 거칠고 상처받은 피부, 근육통, 혈액순환을 돕는 마사지에 효과적이다.

● 스윗트 아몬드 오일(sweet Almond oil)

모든 피부타입에 적합하며 피부를 보호하고 영양을 주고 습진, 건선, 피부염,따가움 그 외 모든 건조상태 등으로 인한 자극을 가라앉힌다. 민감한 피부와 유아의 피부에도 무난하게 사용할 수 있다.

피부 흡수력이 우수하며, 건조한 피부에 보습과 영양을 주며, 염증을 진정시키고 습진, 건선, 피부염으로 인한 가려움을 완화시킨다.

● 아프리콧 커넬 오일(Apricot kernel oil)

살구씨에서 추출하는 오일로 스윗 아몬드오일과 유사하지만, 가격이 조금 더 비싸다. 흡수력이 좋고 피부를 보호하는 기능이 있어, 습진으로 인한 가려움증, 민감하고 건조하며 노화된 피부에 적합해서 페이셜(facial)용으로 많이 사용된다.민감한 어린아이들의 피부에도 아주 좋은 부드럽고 가벼운 오일로 주름살 제거 및 스트레치 마크를 없애는데 사용되기도 한다.

● 아보카도(Avocado)

정제되지 않은 아보카도 오일은 진한 녹색을 띈다. 정제 오일은 연노랑빛을 띄고 있다. 건피부침투력과 영양효과가 매우수하여 건성피부에 효과적이다.

점성이 강해 단독보다는 다른 캐리어오일과 함께 사용할 것을 권장한다.

● 이브닝프라임로즈(Evening Primrose)

이브닝 프라임로즈 오일은 불포화지방산의 함량이 높아서 (25%이상) 대부분의 다른 오일보다 빛, 열, 습기, 공기 중의 산소에 빠르게 파괴되는 감마리놀렌산(gamma linolenic acid, GLA)를 포함하고 있고, 노란색을 띄며 공기나 빛에 노출되었을 때 산화된다.

GLA의 함량을 높이기 위해 보리지 오일과 혼합해서 사용하기도 한다.

PMS 관절염에 탁월한 효능이 있다고 알려져 있다.생리전 증후군, 습진, 건성 피부, 비듬 등에 효과적이다.

● 보리지 오일(Borage oil)

로션이나 크림, 연고, 얼굴 피부 관리를 위한 오일로 사용하기에 적합하다. 특히 주름살 개선이나 노화방지에 효과적이다.

이브닝프라임로즈 오일보다 2배나 많은 양의 감마리놀렌산(GLA)을 함유하고 있어 피부 재생력과 상처 치유력이 우수해서 감염이나 아토피, 피부 상처, 건선, 각질, 습진 등이 일어나는 피부 등에 많은 효과를 볼 수 있다. 하지만, 산화로 인한 변질이 쉬으므로 다른 오일과 혼합해서 사용하도록 한다.

● 칼렌듈라 오일(Calendula oil)

메리골드(Marigold)라고 불리며 칼렌듈라 꽃잎을 온침법으로 추출해서 얻어지는 오일이다. 습진이나 아토피 피부, 건조한 피부에 효과적이며, 진정, 치유력과 염증감소에도 유용한 오일이다.

● 캐놀라 오일(Canola oil)

유채씨에서 추출한 식물성 오일로, 포화지방산 비율이 아주 낮고 항산화물질인 토코페롤 함량이 높다. 보습력이 우수하고 피부에 흡수력이 좋아서 화장품과 비누에 많이 사용된다.

● 카멜리아 오일(Camelia oil)

동백나무 열매를 압축, 정제하여 얻은 오일로 올레인산이 많이 함유되어 있어 항산화작용을 한다. 머릿기름으로 사용되어 왔고, 주로 모발 제품에 많이 이용되고 있다. 민감한 피부에도 사용가능하고 피부 흡수력이 뛰어나다.

● 캐롯 오일(Carrot oil)

온침법에 의해 얻어지는 오일이다. 베타카로틴이 풍부하고, 비타민 B, C, D, E 를 함유하고 있고, 피부 재생력이 뛰어나 노화피부나 주름이 많은 피부, 건성피부에 아주 효과적인 오일이다. 단독으로 사용하거나 함량이 높으면 노랗게 피부가 물드는 경우가 있으니 유의해서 사용한다.

● 캐스터 오일(Castor oil)

아주까리(피마자)에서 추출한 오일로 높은 점성과 부착력으로 피부보호제로 사용되며, 피부 토닉제로 사용하고 가려운 피부를 진정시킨다. 건선과 습진에 도움이 되고, 노화를 늦추는데 특히 좋다.

● 코코넛 오일(Coconut oil)

공기에 노출되어도 쉽게 변하지 않는다.

코코넛 오일은 피부와 모발의 유연 및 보습 효과가 있어서, 건성모발에 많이 사용되고 특히 컨디셔너에서 많이 사용하고 있다.

● 그레이프씨드 오일(Grapeseed oil)

포도씨에서 만들어내는 높은 질의 오일은 식용이며, 오일의 점성이 없어 피부에 부드럽고 매끄럽게 스며든다. 모든 피부 타입에 적용할 수 있지만, 특히 지성피부에 좋다.

비타민E가 많아 항산화 작용이 있으며 장기 보존할 수도 있다.

● 헤이즐넛 오일(Hazulnut oil)

아몬드 오일과 거의 같은 성분을 지니고 있어 아몬드 오일 대용으로 자주 사용한다.

피부에 빨리 스며들고 피부에 영양을 주며, 끈적임이 적고, 염증치료에도 효과가 있어서 지성피부 및 여드름 피부에 다른 캐리어오일과 함께 희석해서 사용한다.

● 햄프씨드 오일(Hempseed oil)

대마씨에서 냉압착으로 얻어진 오일로, 필수지방산, 비타민 A, D, E, 미네랄, 오메가 3, 오메가 6를 포함하고 있다. 천연 항산화제 비타민E와 콜레스테롤의 흡수를 막는 스테롤이 포함되어 있다. 점도가 낮아 피부에 빨리 흡수되고, 피부 재생력이 뛰어나 건성피부, 노화피부, 생기를 잃은 피부, 외부환경(자외선, 태양, 바람 등)에 의해 손상된 피부를 치료하는데도 사용된다.

● 호호바오일(Jojoba oil)

호호바 오일은 쉽게 산화되지 않고 열 안정성도 좋아 변질되지 않아 보존 기간이 길어 수년이 지나도 화학적 조성에 큰 변화가 없다.

관절염과 류마티즘에 도움을 주며, 여드름, 습진, 건선에 사용할 수 있다.

● 마카다미아 오일(Macadamia oil)

모발에 영양과 윤기를 주어 헤어케어 제품에 사용할 수 있다.

지성피부보다는 건성피부에 적당하고 지성피부에 사용하다면 다른 베이스오일과 함께 10% 비율로 블렌딩하여 사용한다.

● 올리브오일(Olive oil)

피부를 진정시키고, 자극을 완화시키며 피부연화제로서의 성질을 지니고 있다.

화상, 염좌, 타박상, 벌레물린데, 피부 가려움증 등에 쓰인다.

피부에 거의 자극이 없는 안전한 오일로 어린아이들에게 사용하기에 적당한 오일이다.

아보카도나 윗점 오일처럼 일반 베이스 오일에 20%정도 섞어서 쓰는 것이 좋다. 지성피부보다는 건성피부에 적당하다.

● 로즈힙 오일(Rosehip oil)

피부재생력이 있어서 화상이나 수술 후 자극 등의 치유나 노화피부의 주름개선에 효과적이다. 색소침착 개선의 효과와 염증 등을 억제하는 역할을 한다.

노화방지를 위한 화장품을 만들 때 다른 캐리어오일에 10% 정도 넣어서 사용한다.

● 세인트 존스 워트 오일(St. John's wort oil)

하이페리쿰(Hypericum) 오일이라고 불리며 온침으로 만들어진 오일이다. 통증효과가 우수한 붉은 색의 하이페리신(hypericin)을 함유하고 있어 근육통, 관절염, 류머티즘에 효과가 있다.

세인트 존스 워트 오일은 염증, 갈라진 피부, 화상을 입거나 벌레물린데 상처 등에 좋은 효과를 내는 오일이다.

● 쌔플라워오일(Safflower oil, 잇꽃오일 또는 홍화씨오일)

홍화에서 추출한 오일로 비타민과 미네랄이 풍부하다. 피부를 약간 건조하게 하는 성질이 있기 때문에 점도가 있는 오일과 혼합해서 사용하면 효과적이다.

골절, 골다공증에 효과가 있으며, 관절염, 효통에도 효과적이다.

● 쎄서미 오일(Sesame oil)

쎄서미씨에서 추출하는 오일로 비타민 E와 철분, 칼슘, 인과 같은 미네랄이 풍부하다. 올리브오일과 비슷한 특성을 가지고 있으며 보존력이 뛰어나다.

근육통증이나 경직에 효과적이며, 건조한 피부의 보습에 효과적이어서 습진과 건선에 도움이 된다.

● 썬플라워 오일(Sunflower oil)

씨에서 추출한 오일로 비타민A, D, E, 철분과 칼슘 등의 미네랄이 풍부하다.

피부트러블이나 상처에 효과적이어서 여드름, 문제성피부에 많이 사용된다.

● 윗점 오일(Wheatgerm oil)

밀의 씨눈에서 추출한 오일로 비타민E 함량이 높아서 다른 캐리어오일에 첨가해서 항산화제로 사용된다. 건조한 피부와 노화피부의 재생에 효과적이다.

2. 플로랄 워터(floral lwater)

플로랄 워터(Floral Water)

Blending

플로랄 워터는 하이드로졸(Hydrosol)이라고도 불리며 수증기 증류법으로 에센셜 오일을 추출하는 부산물로 얻어지는 추출물(수용성)이다. 근 플로럴 워터의 pH는 2.9~ 6.5에 이르는 약산성으로 피부에 자극이 적고 사용감도 부드러워 천연 토너, 보습용 미스트 또는 애프터쉐이빙 등으로 널리 사용되고 있다.

또한, 1L당 에센셜 오일 성분이 0.002~0.005% 정도 함유되어 있어 플로럴 워터 자체로도 항균, 정화, 보습, 진정의 효과가 있다.

한 가지 워터로 사용 하지만 2~3가지 워터를 블렌딩 하여 사용해도 효과적이다.

종류	학명	특성
Rose	Rosa damascena	피부의 pH 정상화, 피부정화 및 보습 효과가 있어 모든 피부에 사용가능하다. 항염효과로 붉거나 자극받은 피부에 효과적이며, 항박테리아, 항산화효과로 피부상처나 피부세포 재생에도 사용가능하다.
Orange blossom(Neroli)	Citrus aurantium var. amara	문제성피부의 진정작용이 우수하며 지성피부의 토너로 많이 사용된다. 신경계 진정효과가 있어서 목욕시 사용하여 스트레스나 불안조절에 효과적이다.
Chamomile	Anthemis nobilis	피부의 진정, 이완효과가 우수하여 예민피부, 문제성 피부, 어린이 피부에 효과적으로 사용할 수 있다. 아이패드등을 이용하여 눈의 피로 회복에 도움이 된다.
Lavender	Lavandula angustifolia	항염효과로 피부진정, 염증완화효과가 있어서 피부의 붉은 기를 진정시킨다. 항박테리아, 항균효과로 인하여 여드름 피부에도 사용가능 할 수 있으며 비듬이나 두피 감염에 효과적이다. 디오도란트로 활용가능하다. 항산화효과로 피부 안색 정화효과가 있어 모든 피부에 효과적이다.

Witch hazel	Hamamelis virginiana	탄닌성분의 함유로 천연의 수렴제이다. 지성피부, 모공관리등에 효과적이며 문제성피부를 예방할 수 있다. 눈가의 색소침착, 부종등을 완화하는효과가 있어서 눈가 관리에 많이 이용된다. 피부의 탄력을 주고 항염 작용으로 정맥류, 치질로 인한 통증이나 부종에 효과적이다.
Rosemary	Rosmarinus officinalis	활력을 주고 자극 효과가 있어 지성 복합성 피부, 노화피부에 효과적이다. 헤어토닉작용도 우수하다.

제 4 장

에센셜 오일의 종류와 효과

제4장
에센셜 오일의 종류와 효과

1. 에센셜 오일의 일반적 효과

에센셜 오일들은 기본적으로 방부작용을 가지고 있으며 각각의 오일들은 또한 개별 적 특징을 나타내는데 오일마다 성분들의 조합은 오일의 주요특징을 나타내게 되는데 예를 들면 카모마일오일의 경우 진정과 긴장이완 의 특성을 그레이프 푸룻인 경우 상쾌하고 기분을 전한시켜주는 오일로 , 로즈마리는 자극적이며 활력을 주는 오일이다.약리학적 견지에서 보면 에센셜 오일의 하나하나의 구성 화학성분들이 신체의 화학적 반응을 거쳐서 마치 약과 같은 효과를 보이기도 한다 그리고 어떤 오일들은 신체 생리학적면에서 예를 들어 로즈오일은 여성 생식계와 유사한 효능을 가지고 있다. 그리고 오일을이 진진정작용을 하기도 하고 우리 신체의 자극하는 작용을 하기도 한다

에센셜 오일의 기본적 효과는 다음과 같다.

① 체질개선, 혈액정화효과(alterative)
② 항염(anti-inflammatory effect)
③ 항균 항바이러스 효과(anti bacterial and antifungal effect)
④ 수렴작용(astringent effect)
⑤ 위장내의 가스배출효과(carminatice effect)
⑥ 발한 효과(diaphoretic effect)
⑦ 이뇨효과(diuretic effcct)

⑧ 생리촉진효과(emmenagogue effect)
⑨ 거담효과(expectorant effect)
⑩ 상처치유효과(granulation stimulation effect)
⑪ 신경계 조절(nervin effect)
⑫ 진정효과(sedative effect)
⑬ 근긴장완화(spasmolytic effect)

(1) 기본 에센셜 오일의 심리적 효과

기본적으로 가지고 있으면 효과적으로 적용할 수 있는 오일로는 우선 라벤더와 카모마일 저먼, 로만, 티트리오일을 들 수 있다. 시트러스 계열로는 스윗 오렌지, 만다린, 그레이프 프룻이나 레몬등이 비슷하게 사용되므로 그 중 하나를 가지고 있으면 활용하는데 편하다. 그리고 유칼립투스 래디에타, 심리적 문제에 효과적인 로즈나 네로리중의 하나를 선택하여 사용할 수 있다.

몇 종류의 오일이 한 가지 증상에 사용되는 경우만이 아니라 한 가지 오일이 여러 가지 증상에도 사용되므로 오일에 대하여 이해한 후에 자신만의 오일 사용법을 익히는 것이 바람직하다.

1) **라벤다**(Lavender)

Lavendula angustifolia

심신의 편안함을 유도하는 라벤다 오일은 가정에 비치해 두고 사용하면 응급시 요긴하게 사용할 수 있다. 작은 상처나 벌레물린데 혹은 작은 화상에 원액을 살짝 발라줌으로 도움을 줄 수 있다.

또한 심리적인 안정과 편안함은 스트레스로 인해 예민해져 짜증을 내거나 거칠어지는 아이들에게 목욕시 사용하거나 마사지 오일로 사용하면 지친 몸을 회복하는데 도움을 줄 수 있다. 불면에도 도움을 줄 수 있다.

> **● 주의사항**
> 아주 안전한 오일이지만 장기간(6개월이상) 지속적으로 사용할 경우 알레르기 반응이 일어날 수 있다.

라벤다는 만병통치약으로 불리고 사실 이에 적용할 수 있는 오일로 위의 효능 외에 다양한 증상에 사용할 수 있다. 어떤 증상에 특별히 사용할 오일이 없다면 무조건 라벤다를 사용해도 틀리지 않을 정도로 우리 몸에 일어나는 많은 증상에 적용할 수 있는 오일이다.

2) 저면 카모마일(German chamomile)

Matricaria chamomilla

심리적인 편안함을 유도하는 카모마일 오일은 학교의 규율이나 규칙에 지나치게 얽매여 있어 이로 인한 스트레스로 지나치게 예민한 아이들에게 도움을 줄 수 있다.

항염 작용을 하는 카마줄렌과 비사보올이라는 성분이 들어 있어 각종 호흡기나 피부질환에 적용되기도 하는 오일이다.

소화기능이 민감하여 쉽게 설사를 일으키거나 스트레스성 복통을 일으키는 아이들에게 마사지 오일로 사용할 경우 도움을 줄 수 있기도 한다.

> **● 주의사항**
> 간혹 알레르기 반응을 일으킬 수 있으므로 알레르기성 체질인 경우 전문가와 상담후 사용하는 것이 좋다.

이 오일의 탁월한 효능은 여러 곳에서 경험할 수 있다. 아토피성 피부질환이나 기타 염증성 피부질환 크림에 넣어 사용하면 피부가 부드러워지면서 염증이 완화되는 것을 볼 수 있으며, 기침이 심하거나 콧물이 심한 사람들에게는 카모마일 오일을 티슈에 한 방울 떨어 뜨려 뜨리면 코가 시원해 지기도 한다고 한다.

이렇게 좋은 점도 있지만 어떨 때는 이 오일로 인해 증상이 더 악화되기도 한다. 특히 알레르기성 비염이나 피부염인 경우 이 오일에 대한 알레르기로 인해 24시간 안에 증상이 더 심해져 당황스럽게 한다. 그래서 테스트 후 부작용이 없는 경우 사용한다.

3) 카모마일 로만(Chamomile Roman)

Anthemis nobilis

선천적으로 스트레스에 민감해 잠을 깊이 못자거나, 새로운 환경등에 민감하게 반응하는 이들에게 도움을 준다.

달콤하고 부드러운 이 오일은 간난 아이 때에도 사용할 수 있는 안전한 오일로 외부 자극에 스트레스를 잘 받지 않고 건강하게 자랄 수 있도록 사용할 수 있는 대표적인 아이들 오일이다.

● **주의사항**

간혹 알레르기 반응을 일으킬 수 있으므로 알레르기성 체질인 경우 전문가와 상담후 사용하는 것이 좋다.

아주 안전하면서 신경을 안정시키고, 소화기능을 촉진시키도록 도와주는 오일로 이처럼 강력하면서 안전한 오일은 없다.

4) 유칼립투스

Eucalyptus radiata

호흡기 감염증에 대표적으로 사용되는 이 오일은 종류가 여러 가지 있다. 그 중 12세 이하 아이들에게 적용할 때에는 식물학적 이름이 Eucalyptus radiata 인 것을 사용하는 것이 좋다.

심리적으로 위축감이 있는 아이들에게 주로 사용되는 유칼립투스 오일은 감기, 비염 등 호흡기 감염증에도 많이 사용된다. 수증기 흡입이나. 가습기에 넣어 사용하면 이런 질병을 예방하거나, 치료하는데 도움을 줄 수 있다.

● **주의사항** 임신중 사용금지, 신생아 사용금지

5) 그래이프룻(Grapefruit)

Citrus paradisi

긍정적인 마음을 불러 일으키는 이 오일은 실수를 두려워 하여 어떤 일을 하는데 있어 소극적이거나, 실수한 것을 자꾸 생각하여 의기소침해 하는 이에게 자신에 대한 긍정적인 생각을 할 수 있도록 도움을 주는 오일이다.

이 오일은 또한 다이어트 오일로도 알려져 비만이면서 움직임이 적은 이들에게 도움을 줄 수 있다. 소화기능과 면역기능이 약한 이들에게도 사용할 수 있는 오일로 , 잦은 감기와 급체를 자주 경험하는 이들이 평소 마사지나 흡입 오일로 사용하면 이런 질병을 예방하는데 도움을 줄 수 있다.

● **주의사항** 광감성 작용

한국사람들이 가장 좋아하는 이 오일은 기분을 즐겁게 해주는 오일이다.

6) 레몬(Lemon)

Citrus limonum

시원한 향의 레몬은 감정조율이 어려운 이들에게 도움을 주는 오일이다. 감정 조절이 어려워 한번 화를 내면 절재를 하지 못하는 이들에게 평소에 마사지 오일로 사용하거나, 화가 났을때 향을 맡도록 하면 진정시키는데 도움을 줄 수 있다. 이때 일랭일랭 오일과 같이 사용하면 더 효과적이다.

신진대사 기능을 원활하게 해주는 오일로 에너지가 없고 게으른 사람들에게 도움을 줄 수 있다.

● **주의사항** 광감성 작용이 있으므로 사용후 바로 햇빛에 노출되는 것을 삼간다.

7) 만다린(Mandarin)

Citrus reticulata

달콤하면서 부드러운 귤향은 감귤류 오일 중에서도 더욱 달콤한 향을 가진 것이 특징이다.

이런 달콤한 향은 마음과 생각의 긴장을 해소하는데 도움을 주는 오일로 엄격한 가정에서 자랐거나, 불우한 환경에서 일찍이 철이 든 이들에게 사용하므로 긴장을 해소하고 아이다운 즐거움을 느끼도록 하는데 도움을 줄 수 있다.

간난아이들이나 임산부 소화불량 혹은 복통에 마사지 오일로 사용하기에 좋은 오일이기도 한다.

● **주의사항** 없음

8) 네롤리(Neroli)

Citrus aurantium var. amara

강한 꽃향의 네롤리오일은 예부터 고급향수 원료에 사용되어진 오일이다.

강하고 독특한 이 향은 심리적인 긴장과 불안함을 해소하는 도움을 주는 오일로 스트레스가 심한 일을 앞두고 긴장해 있는 아이들의 손과 발에 마사지 오일로 사용하면 한결 안정감을 줄 수 있는 오일이다.

● **주의사항** 없음

9) 오렌지(Orange-sweet)

citrus sinesis

달콤한 오렌지 향의 이오일은 가장 인기가 많은 오일이다. 기분을 상승시켜주는 오일로 복잡하고 어려운 환경을 쉽고 단순하게 바라보면서 삶을 좀더 긍정적으로 바라보도록 도와주는 오일이다. 완별주의적 성향이 있거나 인생에 대한 부담감을 가지면서 스트레스를 받을때 발향해 주면 도움을 줄 수 있다.

● **주의사항** 광감성 작용

이 오일들은 임신중에 경험하는 긴장과, 스트레스, 소화불량, 감기 등에 아주 적당하면서 안전한 오일로 초기 3개월 이후 많은 불편증에 사용할 수 있다.

10) 로즈(Rose)

Rosa damascene

강하고 독특한 로즈향은 많은 심리적인 불안감, 미움, 질투 등의 감정적인 스트레스 해소에 도움을 주는 오일이다. 우울감이나 산후 우울증에도 역시 도움을 줄 수 있다.

● **주의사항** 임신 중 과도하게 몸에 바르지 않는다.

오일 중 아주 귀하게 다뤄지는 오일은 자스민과 로즈이다. 그중 로즈오또 오일은 더욱 귀한 오일로 알려졌다. 여성적 향을 가지 이 오일은 남녀 누구에게 적용하더라도 심리적인 스트레스 해소에 강하게 적용된다.

로즈 오또 오일은 불임증에 적용되기도 한다.

11) 티트리(Tea tree)

Melaleuca laternifolia

항염작용이 뛰어나면서 피부에 안전한 이 오일은 각종 피부와 호흡기 감염증에 사용되는 오일이다. 특히 사춘기 여드름에 클렌징 오일로 사용하거나, 좌욕시 세척제로 사용할 수 있으며, 호흡기 감염증에 가글제로 사용할 수 있다.

티트리 오일은 예상치 못한 불행을 이기도록 도와주는 오일이기도 하다. 갑작스런 시련을 지혜롭게 이겨낼 수 있도록 도와줄 수 있다.

● **주의사항** 임신 중 사용금지

(2) 기타 에센셜 오일의 심리적 효과

1) 바질(Basil)

Ocimum Basilicium

기억력과 창의력을 자극하는 베질 오일은 학업에 도움을 주는 오일로 많이 알려졌다. 또한 자기 표현을 잘 하지 못하는 이들이나 말을 잘 안하는이들에게도 권할만한 오일이다.

● 주의사항

피부에 예민 반응을 일으킬 수 있으므로 적은 양을 사용한다. 만약 사용 후 가려움증이나 반점이 날 경우 사용을 중단하고 비누로 닦는다.
임신이나 간질증에 사용할 수 없다.
사용하다가 호흡이 어렵거나 어지러움이 있는 경우 사용을 중단한다.
반드시 원산지가 프랑스인 Ocimum Basilicium(달콤함 베질)을 사용한다.

2) 버가못(Bergamot)

Citrus bergamia

버가못 오일은 기분을 좋게 하는 대표적인 오일이다. 심리적인 긴장감과 부정적인 생각을 씻어 내는 오일로 쉽게 긴장하고 화를 잘 내는 아이들에게 도움을 준다. 버가못 오일은 면역기능에도 도움을 주는 오일로 감기에 자주 걸리거나 면역기능이 약한 이들에게 사용하면 도움을 줄 수 있으며, 여드름이 심한 사춘기 아이들의 피부 청결에도 도움을 줄 수 있다.

● 주의사항

광감성 작용 (피부에 직접 바르고 햇빛에 노출 될 경우 피부 화상을 유발 할 수 있다) 클렌징류에 넣어 사용하는 것은 무관하나 화장품에 넣어 사용할 경우 피부 화상 유발을 일으킬 수 있다.
특별한 독성은 없지만 간혹 피부 예민반응을 일으킬 수 있다.

버가못 오일은 마음에 오랫동안 응어리진 감정을 배출하는데 도움을 주는 오일이다.

3) 블렉페퍼(Black pepper)

Piper Nigrum

블렉페퍼 오일은 자신만의 목표를 찾는데 도움을 주는 오일이다.

심리적인 효능보다 신체적인 자극을 일으키는 블렉페퍼 오일은 근육이나 관절에 진통을 호소할 때 사용하기 적당한 오일이다. 성장통이나 복통을 호소할 때 마사지 오일로 사용하기에 적당한 오일이다.

● 주의사항

피부예민 반응을 일으킬 수 있는 오일이다.
3세 이하 유아기에 사용하기에 부적합한 오일이다.
임산부/고혈압환자에게 적당한 오일이다.

4) 시더우드(Cederwood)

Juniperus virginiana

시더우드 오일은 심리적인 편안함과 안정감을 유도하는 오일로 주위가 산만한 이들에게 도움을 주는 오일이다. 호흡기를 강화시키면서 세균에 대한 저항력이 높아 호흡기 감염증 사용되기도 한다.

● 주의사항

임산부에게 사용금지
0세 이하 유아기에 사용금지
피부예민반응이 일어날 수 있음

5) 클라리세이지(Clary sage)

Salvia Sclarea

독특한 향의 이 오일은 심리적인 긴장과 감정적 스트레스 해소에 도움을 주는 오일로 불안한 심리 상태에도 도움을 줄 수 있다.

● **주의사항** 임산부에게 사용을 금함

독특한 이 향은 달콤한 향이 아닌데도 심리적인 긴장 해소와 행복감을 불러 일으켜 주는데 대표적인 오일이다. 이오일은 너무 많은 량을 사용할 경우 너무 행복한 나머지 판단력을 흐리게 하기도 한다.

6) 사이프레스(Cypress)

Cupresus sempervirens

사이프레스 오일은 수렴적인 특징으로 매우 잘 알려져 있는 오일이다. 수렴작용이라고 한다면 지나친 분비에 대한 조직이나 점막의 수축으로 분비감소를 통해 조직을 보다 견고하게 하고 건조하게 하는 효과를 가진다. 출혈이나 설사등을 지연시켜주고, 지나친 발한, 과잉 체액 상태, 치주출혈, 폐경기시 발한, 부종, 심한 생리출혈, 치질, 정맥류, 피지분비 등에 수렴의 효과가 있는 cypress 오일은 역시 마음에도 수렴 효과를 주게 된다. 감정의 지나침, 지금 상황에 대한 집착등을 수렴시켜서 마음의 안정을 도와줄 수 있다는 것이다. 사이프레스 나무 향을 한 번 생각해보면 충분히 이해 할 수 있을 것이다.

● **주의사항** 임산부에게 사용을 금함

7) Fennel(Sweet)

Foenuculum vulgare

심리적으로 너무 지쳐 있거나, 오랜 시간 같은 일을 하면서 힘들어 하는 경우 훼널오일을 사용하면 새로운 용기와 의욕을 불러일으키는데 도움을 준다.

소화기능에 특히 도움을 주는 이 오일은 복통, 매스꺼움, 그 외 소화기적 질환에 마사지나 발향 오일로 사용되기도 하고, 스트레스로 인해 많이 먹으면서 식욕을 절재하지 못하는 이들에게도 사용할 수 있는 오일이다.

● **주의사항** 임신 중 사용금지, 호르몬성 암환자 사용금지

전쟁 때 군인들이 배고픔을 달래기 위해 휀널씨를 먹었다고 한다. 식욕을 억제 시켜주면서 포만감을 느끼게 해준 휀넬은 지금도 다이어트 오일로 알려졌다.

8) Frankincense

Boswellia carterii

심신의 편안함고 안정감을 유도하는 이 오일은 예부터 종교적 명상에 주로 사용되어진 오일이다. 그러므로 불안함으로 맘이 잘 잡히지 않을 때 사용하는 오일이다.

방부작용, 수렴작용, 거담작용이 있는 것으로 알려진 이 오일은 만성 호흡기 질환에도 적용하는 오일이다.

● **주의사항** 임신 중 사용금지

프랭킨센스 오일은 산모감염예방과 우울증에 도움이 되었을 수 있으며 몰약은 요셉에게 강한 의지를 갖도록 하는데 도움을 주었을 수 있다.

9) 제라늄(Geranium)

Pelargonium graveolens

심리적인 균형이 잡히지 않아 금방 좋았다가 금방 싫어다가를 반복하는 이들이나, 뭐든지 완벽하게 할려는 경향이 있는 이들에게 적용하면 좋은 오일이다.

호르몬분비의 변화에 의해 생길 수 있는 감정 상태나 신체적 증상에 균형을 잡도록 도와주는데 사용되는 대표적인 오일이기도 하다. 이외 피지 분비의 균형에 도움을 주어 여드름 피부에도 사용되기도 한다.

● **주의사항** 임신 중 사용금지

10) 진저(Ginger)

Zingiber officinale

몸을 따뜻하게 해주는 진저 오일은 열이 많은 이들에게는 잘 적용하지 않는 오일이지만 특별히 배가 찬 아이들에게 마사지 오일로 사용하기 좋은 오일이다. 또한 항상 기운이 없고 쳐져 있으며 의욕이 없는 이들에게 사용하여 좀 더 의욕적이고 능동적으로 생활 할 수 있도록 도와준다.

● **주의사항** 임신 중 사용금지, 피부 예민 반응 / 사용량 : 1.5%

진저 오일은 복부를 따뜻하게 하면서 에너지를 올려 주는 오일이다.

11) 쥬니퍼베리(Juniper berri)

Juniperus communis

심신의 정화 작용에 도움을 주는 주니퍼 베리 오일은 새로운 일을 준비 할 때 주로 사용되는 오일이다. 임신을 준비하거나, 새로운 학교, 새로운 일등을 준비할 때 사용하면 깨끗해진 몸과 마음으로 새로운 일을 보다 효율적으로 할 수 있도록 도와준다.

이런 정화 작용은 몸 안의 독으로 인해 생길 수 있는 여드름, 피부질환, 관절염, 셀룰라이트 등의 증상에 사용할 수 있다.

● **주의사항** 임신 중 사용금지

12) Lemongrass

Cymbopogon citratus

레몬과 비슷한 향이지만 보다 강하고 자극적인 레몬그라스 오일은 기분 상승에 도움을 주는 오일이다. 그러므로 움직이는 것을 싫어하거나, 의욕이 없고 ,모든일에 별로 흥미를 느끼지 못하는 이들에게 도움을 준다.

이 오일은 방향성이 강한 오일로 가습기에 발향하거나, 냄세 제거 스프레이 만들때 사용하면 집안의 냄세를 제거할 뿐 아니라 시원한 향으로 모든 식구들의 기분을 즐겁게 할 수 있다.

● **주의사항** 피부 예민반응 우려로 피부에 바를 경우 반드시 희석하여 사용함

13) 스윗 마조람(Marjoram Sweet)

Origamun Marjorana

스위트 마조람은 무겁고 달콤한 향과 시원한 풀향이 섞인 오일로 심신의 긴장해소에 많이 사용되는 오일이다. 이 오일은 특별히 책임감이 강하고 혼자서 모든 일을 책임지는 경향이 있는 첫째 아이들에게 도움을 주는 오일이다.

신체적인 이완을 유도하는 오일들은 주위가 산만하거나, 활동이 많이 아이들에게 마사지 오일로 사용할 경우에도 도움을 줄 수 있다.

● **주의사항**

임신중이나 신생아에게 사용을 금하며 많은 량을 사용할 경우 무력감에 빠지게 할 수 있다.

이 오일은 신체의 긴장완화에 도움을 주기 때문에 오랫동안 사용하면 자칫 무력감에 빠지게 할 수도 있다.

14) 팔마로사(Palmarosa)

Cymbopogon martinii

심신의 클렌징에 도움을 주는 오일로 과거의 실수나 아픔을 해소하는데 도움을 줄 수 있다. 어제 한 실수에 의기소침해 있는 아이들에게 사용하므로 부정적인 생각과 감정을 씻어내도록 도와주는 오일이다.

각종 피부질환에도 사용할 수 있는 오일이기도 하며, 특히 사춘기 여드름증상에 클렌징 오일로 사용하기에 적당한 오일이다.

● **주의사항** 임산부에게 사용금지

향이 아주 특이한 이 오일은 피부 클렌징과 보습에 도움을 주는 오일이지만 많은 량을 희석하면 향으로 인해 사용할 수 없게 된다. 그러므로 좋은 향이 나는 마사지 오일이나 화장품을 만들고 싶으면 적은 양을 사용하는 것이 좋다.(25g 기준에 2방울 정도)

이 오일은 가글로 사용하기에도 좋다. 하지만 그 향이 아주 고약해서 단독으로 사용하기보다는 레몬 오일을 같이 사용하는 것이 좋다.

15) 페퍼민트(Peppermint)

Mentha piperita

정신을 맑게 해주는 이 오일은 잠깐 동안 집중해서 마쳐야 되는 공부가 있을때 사용하면 도움을 줄 수 있다.

감기로 인해 고열이 있을 때에도 적용할 수 있다. 사용방법은 냉습포 방법으로 할 수 있다.

그 외에도 입덧이나, 멀리, 일시적 두통에 사용하면 완화시키는데 도움을 줄 수 있다.

● **주의사항** 임산부와 신생아 사용금지

16) 파인 Pine(Pinus sylvestris)

시원한 솔잎 향은 동양인들에게 친숙한 향으로 심리적인 시원함과 깨끗함을 느끼게 한다. 코와 머리를 맑고 시원하게 해주는 오일로 만성적으로 머리가 무겁거나 코가 막혀 있는 듯한 아이들에게 수증기 흡입법이나 마사지 오일로 사용하면 도움을 줄 수 있다.

● **주의사항** 임신 중 사용금지

17) Rosemary

Rosmarinus officinalis

시원하면서 자극적인 로즈매리 오일은 교감신경을 자극하는 오일로 전신에 활력을 갖게하는데 도움을 준다. 또한 호흡기 감염증이나 근육 골격계 염증완화에 도움을 주기도 한다.

대뇌 각성에 도움을 주는 이 오일은 스터디 오일로도 사용할 수 있다. 단 너무 오랫동안 사용할 경우 피로감을 느끼게 할 수 있다.

● **주의사항** 임산부 사용금지, 피부예민반응, 간질증에 사용금지, 영아 사용금지

18) 샌달우드(Sandalwood)

Santalum album

인도 사람들의 명상에 사용하는 산달우드 오일은 심신의 편안함을 유도하는 오일이다.

신체적인 강장 역시 있어 다른 오일들과 사용하므로 시너지 작용을 일으킬 수 있다.

● **주의사항** 임신 중 사용금지

19) 베티버(Vetiver)

Vetiveria zizanoides

흙향이 강한 버티버 오일은 마음을 편안하게 진정시키는 오일로 주위가 산만한 아이들에게 주로 사용된다. 심신 강장에도 도움을 줄 수 있어 많은 에너지를 쓰는 아이들에게 평소 마사지 오일로 사용하면서 컨디션 유지에 도움을 줄 수 있다.

● **주의사항** 임신 중 사용금지

20) 일랑일랑(Ylang ylang)

Cananga odorata

달콤하면서 진한 꽃향을 내는 일랑일랑 오일은 쉽게 화를 내는 아이들에게 도움을 주는 오일이다. 쉽게 긴장하고 쉽게 화를 내면서 에너지 소비를 많이 하는 아이들에게 사용하면 마음에 평화를 갖도록 도와준다.

● **주의사항** 임신 중 사용금지

21) 감귤류 오일들

식물학적 이름이 Citrus 로 시작되는 오일은 감귤류 오일들로 각자 다른 효능이 있지만 비슷한 효능을 갖고 있다 그러므로 같이 외워두면 오일을 이해하는데 도움이 된다.

– 감귤류 오일 : 레몬, 라임, 오렌지, 만다린, 버가못, 탄제린,

● **공통점**

– 안전하다 : 임산부와 아이들에게 사용하기에 안전한 오일들이다.

– 향이 좋다 : 모두 레몬향이 나지만 각각 특유의 향을 갖고 있고 사람들의 기분을 좋게 한다.

– 클렌징효능이 있다 : 피부에 예민반응이 없으면서 클렌징 작용을 일으켜 세안제로 사용하기에 좋다.

– 소화기와 면역계도움을 준다 : 달콤하고 시원한 이 오일들은 소화기와 면역계가 약한 사람들에게 예방적이 차원에서 사용하면 각종 질병을 예방하는데 도움을 줄 수 있다.

– 광감성 작용 : 이 오일들에 들어 있는 버갑틴 성분은 사용후 바로 햇빛에 노출되면 화상을 일으킬 수 있다.

2. 에센셜 오일과 신체적효과

1) 신경계

Basil 바질 *Ocimum basilicum*

Rosemary 로즈마리 *Rosmarinus officinalis*

Bergamot 버가못 *Citrus bergamia*

Marjoram sweet 마조람 스위트 *Origanum majorana*

Melissa 멜리사 = 레몬밤 *Melissa officinalis*

Lavender 라벤다 *Lavandula angustifolia*

Chamomile Roman 카모마일 로만 *Anthemis nobilis*

Chamomile German 카모마일 저먼 *Matricaria recutita*

Ylang ylang 일랑일랑 *Cananga odorata*

2) 호흡기계

Eucalyptus Citriodara 유칼립투스 시트로도라

Eucalyptus globulus 유칼립투스 글로블러스

Orange sweet 오렌지 스윗 *Cirus aurantium ver. sinensis*

Tea tree 티트리 *Melaleuca alternifolia*

Thyme red 타임 레드 *Thymus vulgaris* = 백리향

Thyme sweet 타임 스윗 *Thymus vulgaris* = 백리향

Lemon 레몬 *Citrus limon*

Vetiver 베티버 *Vetiveria zizanoides*

Clove 클로브 *Eugenia caryophyllata*

Frankincense 프랑켄센스 = 유황 *Boswellia carteri*

Cajuput 카주풋 *Melaleuca cajeputi*

Peppermint 페파민트 *Mentha piperita*

Pine 파인 *Pinus sylvestris*

3) 소화기계

Cinnamon 시나몬 *Cinnamomum zeylanicum*

Fennel 휀넬 *Foeniculum vulgare*

4) 근육계

Black Pepper 블랙페퍼 *Piper nigrum*

Ginger 진저 = 생강 *Zingiber officinale*

Sage Common 세이지 커먼 *Salvia officinalis*

5) 생식계

Clary sage 클라리 세이지 *Salvia sclarea*

Geranium 제라늄 *Pelargonium graveolens*

Jasmine 쟈스민 *Jasminum officinale*

Neroli 네놀리 *Citrus aurantium var. amara*

Mandarin 만다린 = 탄저린 *Citrus reticulata*

Rose otto 로즈 오또 *Rosa damascena*

6) 비뇨 & 림프계

Juniper 쥬니퍼 *Juniperus communis*

Grapefruit 그레이프 프룻 = 자몽 *Citrus paradisi*

Cedarwood atlas 시더우드 아틀라스 *Cedrus atlantica*

Cypress 사이프러스 *Cupressus sempervirens*

Sandalwood 샌달우드 *Santalum album*

(1) 신경계에 적합한 에센셜 오일의 종류와 특징

1) BASIL 바질(Ocimum basilicum)

● 추출 부위

꽃잎

● 과명

Lamiaceae (Labiatae)

● 휘발성

탑노트

● 주성분

phenols & phenolic ethers 89%

– alcohols 2%

– oxides 3%

– ketones 1%

● 주효능

– 헛배부름에 효과적이다.

– 신경계를 강화하여 집중력을 높이고 마음을 고양시킴으로서 우울증에도 효과적이다.

– 두통, 편두통에 효과적이며 정신적인 활력을 주고 불안한 마음을 제거한다.

– 지성피부, 여드름 피부, 통증(벌레 물렸을 때)사용한다.

– 소화계 증상 : 구토, 메스꺼움, 소화불량에도 효과적이다.

● 금기사항

고농도, 과용하면 발암성의 위험이 있어 주의해야 한다. 임산부와 민감성 피부는 사용을 금한다.

2) ROSEMARY 로즈마리

Rosmarinus officinalis

● 추출 부위

꽃의 윗부분과 잎과 잔가지

● 과명

Lamiaceae (Labiatae)

● 휘발성

미들

● 주성분

- ester 1%
- ketones 25%
- sesquiterpenes 3%
- remainder 8%
- oxides 30%
- acids 30%
- monoterpenes 30%
- alcohols 3%

● 주효능

- 심장의 뛰어난 토닉효과가 있으며 심장의 피로, 심계항진, 신경쇠약, 손발 순환 문제, 저혈압에 효과 적이다. 신경계의 자극을 주어 활력과 집중력을 강화한다.
- 중추신경계를 자극하여 뇌 자극제로 유명하다.
- 진통성이 우수하여, 류머티즘, 관절염과 지치고 뻣뻣한 과로한 근육 치료에 사용한다.
- ct 1,8 cineole – 천식, 기관지염, 부비강염과 같은 카타르 증상과 호흡기 질환에 효과 적이다.
- ct verbenone – 점액 용해 효과적이다.

● 금기사항

임신부, 간질 또는 열병이 있는 경우 내복 금지

3) BERGAMOT 버가못

Citrus bergamia

● 추출 부위

과피에서 추출. 오일 색상은 녹색

● 과명

Rutaceae

● 휘발성

탑노트

● 주성분

- Monoterpenols 11~22%
- Monoterpenes 28~32%
- Este 36~45%
- lactone 0.3~0.4%

● 주효능

- 억압된 감정과 기분, 심리적인 것이 동반된 우울증에 기분 전환시켜 준다.
- 과도한 스트레스나 업무로 인한 비뇨 생식계 방광염, 요도염에 효과적임.
- 불안감, 염려, 우울증 & 스트레스와 관련된 상태에 효과적이다.
- 원기 회복 & 기분 전환으로 행복감을 준다.
- 기분 고양, 우울한 상태를 호전시킴
- 뇌의 식욕조절센터에 관여, 과잉 혹은 저하량 조절
- 비뇨생식기에 강한 친화력, 방광염,요도염애 효과적
- 여드름, 지성피부, 모든 염증성 피부에 사용
- 탈취제, 해충박멸제로 사용
- 불안감, 우울증, 스트레스와 관련된 상태에 도움이 되면 기분전환, 행복감을 줄 수 있다.
- 원기 회복 & 기분 전환 희망, 행복감을 준다.

● 금기사항

- 광감성 피부에 사용시 Bergapten FCF를 사용할 것. FCF는 Bergapten을 제거한 것.
- IFRA에서 최종 제품의 최대 농도 0.4%로 제한 (캐리어오일25ml : 2방울)
- 버가못에 함유된 버갑텐(bergaptene)이 피부색소침착의 원인이 되거나 피부 트러블을 일으킬 수 있으므로 피부사용에 주의한다.

4) MARJORAM SPANISH 마조람 스페니쉬

Thymus mastichina

● 추출 부위

herb. 꽃잎

● 과명

Lamiaceae (Labiatae)

● 휘발성

미들

● 주성분

- ester 5%
- ketones 4%
- sesquiterpenes 1%
- remainder 2%
- oxides 54%
  톡 쏘는 시원한 향으로 호흡기계와 생식계 염증에 효과적이다.
- monoterpenes 10%
- alcohols 20%
- phenols & phenolic ethers 4%

● 특성

항박테리아, 항진균제, 항감염, 소염제

● 금기사항

알려진 바 없음

5) MARJORAM SWEET 마조람 스위트

Origanum majorana

● 추출 부위

마른 잎 전체, 말린 꽃대

● 과명

Lamiaceae (Labiatae)

● 휘발성

미들

● 주성분

- ester 2%
- sesquiterpenes 3%
- monoterpenes 40%
- alcohols 50%
- phenols & phenolic ethers yes.
- aliphatic sldehydes 1%
- remainder 4%

● 주효능

- 혈관을 확장시켜 주는 작용과 이완시켜 주는 작용이 있어서 근육통, 두통, 편두통,생리통, 불면증에 효과적이다.
- 따스한 효과로 차갑거나 경직된 부위의 이완에 도움을 준다.
- 소화계 이완효과로 위경련, 소화불량, 변비, 헛배부름등에 효과적이다.
- 천식, 기관지염 감기, 오한등에 효과적이다.
- 혈관을 확장시켜 심장의 부담을 덜어줌으로서 고혈압과 심장상태를 개선시켜줄 수 있다.
- 신경계 (부교감신경을 강화)의 감각을 무디게 하는 강력한 이완효과 가지므로 마취제로 사용
- 부교감신경을 강화하여 과잉 행동, 감정 조율에 사용된다.

● 금기사항

- 임신 초기의 사용을 금하고, 저혈압, 노약자에게 사용하지 않는 것이 바람직하다. 어린이에게는 0.5%이하로 희석하여 사용한다.
- 대용으로 오렌지 스윗, 캐모마일 로만을 사용할 수 있다.

6) MELISSA 멜리사 = 레몬밤

Melissa officinalis

● 추출 부위

꽃 & 잎에서 추출

● 과명

Labiatae (Lamiaceae)

● 휘발성

미들

● 주성분

- ester 2%
- aliphatic aldehydes 50%
  aldehydes
- ketones 7%
- sesquiterpenes 20%
- remainder 12%
- oxides 4%
- monoterpenes 1%
- alcohols 5%

● 주효능

- 진정효과가 우수하며 고혈압과 빠른 심장박동과 호흡에 효과적이다.
- 천식, 기침의 진정효과가 우수하다 ,
- 생리주기를 정상화시키고 진정시키며 통증을 줄여준다.
- 신경 문제들을 완화하고 우울감, 불안감, 불면, 신경성 근심에 효과적이다 .
- 낮은 희석율로 사용하여 마사지오일과(1%를 넘지말 것), 목욕용으로(보통욕탕에 4방울을 넘지 말 것) 사용하는 것이 피부에 적합하다.

7) LAVENDER 라벤다

Lavandula angustifolia

● 추출 부위

꽃송이 전체

● 과명

Lamiaceae (Labiatae)

● 휘발성

미들 Steam distilled 증기추출법

● 주성분

- ester 36%
- aliphatic aldehydes 1%
- ketones 3%
- sesquiterpenes 5%
- remainder 2%
- lactones & coumarins 1%
- oxides 1%
- monoterpenes 7%
- aromatic aldehydes 1%
- alcohols 38%

● 주효능

- 신경계를 이완 시켜 가벼운 편안한 마음을 가지게 한다.
- 피지조절, 여드름, 화상, 일광화상, 종기, 습진, 벌레 물림, 주름 예방에 효과적이다.
- 항바이러스, 항균효과로 초기의 감기나 독감, 기관지염, 후두염을 완화한다.
- 심신의 균형과 안정, 정신적 스트레스, 두통, 편두통, 불면증에 효과적이다.
- 진정, 충혈해소효과로 근육경직 및 통증에 효과적이다.
- 모든 증상에 대한 균형효과가 있다.
- 월경통, 출산 시 통증을 완화한다.
- 우울증, 두통, 고혈압, 불면증, 편두통, 신경불안, 환경(생활, 직업 등)의 관련된 스트레스)에 효과적이다.

8) Chamomile Roman 카모마일 로만

Anthemis nobilis

- 추출 부위

말린 꽃송이 전체

- 과명

Asteraceae (Compositae)

- 휘발성

미들

- 주성분

– ester 75%

– 진정, 혈액순환을 조율하여 정신적 감정적으로도 이완되는 효과가 있다.

– aliphatic aldehydes 2%

– ketones 3%

– sesquiterpenes 3%
lactones & coumarins trace

– remainder 2%

– oxides 5%

– alcohols 5%

– monoterpenes 5%

- 특성

항경련제, 항염작용, 항신경통, 소염제, 항경련제, 침착, 차분, 진정제, 구풍제-위장의 가스를 배출, 소화, 통경의, 월경을 규칙적으로 되게 하는, 외상치료제

- 주효능

– 신경성 불안 증세를 진정, 이완

– 열성을 제거-위염, 신경성, 방광염, 중이염, 류머티즘 관절염의 효과적이다

- 신경계

편두통, 두통, 항 불안 & 수면유도효과, 이가 날 때 아픔, 불면증, 긴장성 두통, 신경성 우울증, 진통, 통경

9) Chamomile German 카모마일 저먼

Matricaria recutita

- 추출 부위

  말린 꽃송이 전체

- 과명

  Asteraceae (Compositae)

- 휘발성

  미들

- 주성분

  – sesquiterpenes 35%
  – remainder 9%
  – lactones & coumarins
  – oxides 35%
  똑쏘는 시원한 향으로 호흡기계와 생식계 염증에 효과적이다. 농 가래 질의 냉 끈적끈적한 것을 분해하여 재채기 땀 가래등으로 배출한다.
  – monoterpenes %
  – alcohols 20%

- 특성

  항알레르기, 항진균제, 항염작용, 항경련제, 울혈제거제, 충혈완화제, 소염제, 소화

- 주효능

  sesquiterpenes의 캄 아쥴렌 성분이 주로 피부 진정효과와 항 알레르기, 함염 작용으로 피부의 열성을 내려주고 보습을 주며 염증을 줄여 준다. (두피의 염증, 예민 피부 염증과 어린이 아토피 제품에 많이 쓰인다.)

10) YLANG YLANG 일랑일랑

Cananga odorata

● 추출 부위

꽃

● 과명

Annonaceae

● 휘발성

Base

● 주성분

- ester 15%
- aliphatic aldehydes
- ketones 15%
  sesquiterpenes 40% 캄 아줄렌 성분이 항염
- remainder 15%
- monoterpenes 1%
- alcohols 20%
- phenols & phenolic ethers 10%

● 특성

최음제, 항 우울제, 방부제, 행복감, 희열, 혈압 내림, 신경 장애를 감소, 신체의 기능을 정상화하고 균형을 잡는 물질, 신경계 진정, 혈액 순환 촉진제, Tonic

● 주효능

- 신경계를 이완시켜 심계항증, 고혈압, 두근거림을 이완, 안정에 효과적이다.
- sesquiterpenes 40%의 항염 작용성분이 많아서 항염작용과 신경스트레스 완화작용이 우수하다.
- 최음작용이 있어 우울, 불안, 신경성 긴장에 효과적이다.
- 최음 작용으로 신체 리듬을 원활하게 하여 순환을 촉진한다.
- 소화, 변비, 발열의 의한 통증에 효과적이다.

● 신경계

우울증, 환경(생활, 직업 등)의 관련된 스트레스, 불면증

● 금기사항

- 호르몬 분비 조절 작용이 있으므로 임신중 특히 초기의 사용을 금하고 혈압을 낮추어 주므로 저혈압 환자는 사용하지 않는 것이 바람직하다.
- 과다 사용 시 두통이나 구토 증상을 유발할 수 있다.

● 신경계 증상별 오일과 블렌딩

- 신경계의 강화작용 : 쇼크, 스트레스, 기타 뇌질환에 사용되는 오일들
  Cederwood, Vertiver, melissa,Myrrh, Sandalwood, Thyme
- 신경계에 진정작용 : benzoin, bergamot, chamomile, cedarwood, clary, cypress, frankincense, geranium, jasmine, juniper, lavender, marjoram, melissa, myrrh, neroli, rose, sandalwood와 ylang ylang
- 항 우울 : Bergamot, Clary sage, Rose and Bourbon geranium, Jasmine, Lavander, Lemongrass, Neroli, Petitgrain, Rose otto, Rose absolute, Rosemary(1.8 cineole), Rosewood, Sandalwood(East Indian), Ylang ylang(complete)
- 진통효과 : 뇌 순환촉진
  Cajuput, Chamomile(german and roman), Jasmine, Cinnamon leaf, Eucalyptus globules, Ginger, Lavender, Lemongrass, Sweet marjoram, Peppermint, Rosewood, Rosemary(1.8 cineole), Thyme
- 수면 : Lavender, Mandarin, Petigrain, Sweet marjoram, Roman chamomile
- 각성, 집중 뇌 노화를 방지 : Peppermint, Nutmeg, Clove bud, Rosemary, Rose

● 블렌딩

우울할 때

목욕법) - Clary sage 3, Geranium 2, Ylang Ylang 1
- Geranium 5, Neroli 2, Bergamot 3

마사지) Lavender 2, Geranium 2, Chamomile roman 1 + Carrier oil 15㎖

흡입법) Bergamot 3, Lavender 2, Grapefruit 2

불면

목욕법) - Lavender 4, Chamomile roman 2
- Lavender 3, Ylang Ylang 1, Chamomile roman 1

마사지) - Lavender 3, Chamomile roman 2 + Carrier oil 10㎖

흡입법) - Lavender 2, Chamomile roman 1
- Lavender 3, Clary sage 1

(2) 호흡기계에 적합한 에센셜 오일의 종류와 특징

1) Eucalyptus Citriodara 유칼립투스 시트로도라
Eucalyptus globulus 유칼립두스 글로블러스

● 추출 부위

잎

● 과명

Myrtaceae

● 휘발성

탑노트

● 주성분

시트로도라

- aliphatic aldehydes 80%
- remainder 4%
- acids 1%
- alcohols 12%

스미티

- aliphatic aldehydes 1%
- sesquiterpenes 1%
- remainder 2%
- oxides 78%
- monoterpenes 17%
- alcohols 1%

글로브루스 – 가장 대중적으로 사용한다.

- ester 1%
- ketones 1%
- sesquiterpenes 4%
- remainder 2%
- oxides 76%
- monoterpenes 10%
- alcohols 6%

디브스

- ketones 45% : 하기도인 폐의 가래, 기침, 코, 거담, 냉의 효과적이다.
- remainder 21%
- monoterpenes 30%
- alcohols 4%

● 치유 작용

- 진통, 살균, 항염증, 항신경통, 항류마티즘, 방부, 항경련, 항바이러스, 수렴, 진정, 치유, 반흔 형성, 울혈제거, 탈취, 이뇨, 거담, 해열, 혈당 강하, 발적, 상처치료
- 글로블루스 치유작용 : 방부, 제균, 탈취, 살균, 진균, 살충
- 디브스 치유작용 : 진통, 방부, 항신경통, 진정치유, 울혈제거, 거담, 점액용해, 발적, 촉진, 구충
- 시트로넬라 : 방부, 제균, 탈취, 살진균, 살충

● 주효능

- 라디에타 : 항바이러스, 상호흡기 도관에 사용하며 부드러운 향으로 아이에게도 부담없이 사용 가능하다. 대상포진의 갑작스런 통증을 경감 시킨다.
- 글로브로스 : 진정작용
- 스미티 : 점액 제거, 라비에타와 함께 조합하면 더욱 그렇다
- 두통, 신경통, 신경쇠약의 치료
- 디브스 : 관절염, 근육통, 류머티즘, 가벼운 운동 부상, 염좌의 치료의 권장
- 글로블루스 : 벌레 퇴치와 벌레 물림과 화상, 물집, 빈데, 헤르페스, 상처 치유
- 라비에타 : 탈취성 때문에 피부 사용을 금한다
- 시트로넬라 : 무좀, 빈데, 비듬, 헤르페스, 벌레 퇴치
- 비염과 인플루엔자, 귀의 염증, 부비강염, 기관지염에 국소용으로 흡입
- 글로블루스 : 천식, 후두염, 인후염 치료의 사용
- 디브스 : 천식, 기관지염, 카타르, 기침, 목 또는 입의 감염의 치료의 권장. 피페리톤 성분의 점액용해제제
- 시토로넬라 : 천식, 후두염, 인후염의 치료의 권장

● 금기 사항

- 글로 블루스 : 독성이 있으므로 혹여 라도 내복하는 일은 발생하지 않아야 합니다.
- 라비에타 : 몇몇 사람에게는 예민 반응을 일으킬 수 있다.
- 디브스 : 키톤을 많이 함유하여 임산부, 아기와 어린이는 사용을 피하도록 한다.

2) Orange sweet 오렌지 스윗

Cirus aurantium ver. sinensis

● 추출 부위

열매

● 과명

Rutaceae

● 휘발성

탑노트

● 주성분

Orange sweet 오렌지 스윗

Cirus aurantium ver. sinensis

- aliphatic aldehydes 2%
- lactones & coumarins 1%
- remainder 6%
- alcohols 5%
- ketones 2%
- lactones & coumarins yes %
- monoterpenes 85%

Orange mint 오렌지 민트 Mentha citrata

- ester 60%
- remainder 7%
- monoterpenes 1%
- sesquiterpenes 1%
- oxides 3%
- alcohols 29%

Orange bitter 오렌지 비터

Cirus aurantium ver. amara

- ester 2%
- sesquiterpenes 1%
- lactones & coumarins yes %
- monoterpenes 90%
- aliphatic aldehydes 2%
- lactones & coumarins 1%
- remainder 2%
- alcohols 3%

● 치유작용

항우울, 방부성, 치료, 항경련, 구풍, 담즙 분비 촉진, 소화, 진정, 건위, 소화 기능 강화, 림프 자극

● 주효능

- 소화기계를 안정, 변비, 헛배부름, 경련, 장의 운동을 정상화, 간이나 위의 기능 강화
- 신경계를 진정, 항우울, 어린이들의 신경계 조절, 기분 상승, 신선함과 기운을 복돋음
- 림프 흐름을 자극, 셀룰라이트 관리, 수분 정체
- 완만한 정도의 진정, 항 우울 작용으로 불안, 신경 과민성, 불면증 치료에 효과적이다.
- 건성 피부, 염증이 있는 피부, 여드름 성향의 피부 진정, 또한 재생성이 있어 노화피부와 거친 또는 굳어진 피부 치료에 사용할 수 있다.
- 소화기계 안정, 소화계의 발작, 경련을 제거, 변비, 설사, 헛배부름 그리고 장과민성 치료에 뛰어나다.
- 림프 흐름을 자극, 부은 조직의 치료를 돕고, 셀룰라이트 관리에 사용한다.
- 어린이의 잠들도록 도와주며, 배 아픔을 완화시켜준다.

3) Tea tree 티트리

Melaleuca alternifolia

● 추출 부위

잎

● 과명

Myrtaceae

● 휘발성

탑노트

● 주성분

- sesquiterpenes 6%
- oxides 7%
- alcohols 45%
- remainder 1%
- monoterpenes 41%

● 치유작용

항미생물, 항진균, 방부, 살균, 반흔 형성, 거담, 살진균, 살충, 신체 기능 자극, 발한

● 주효능

- 호흡계, 비뇨기계에 항박테리아, 항염증 작용으로 무좀, 칸디다성질염, 진균성 질환
- 특히 농의 효과적이다.
- 알콜의 80배의 항균성이 있다.
- 강력한 면역 자극제로 수두, 대상포진, 헤르페스, 사마귀 등 바이러스성 질환에 효과적이다.
- 천식, 기관지염, 카타르, 기침, 부비강염, 백일해, 아구창에 효과
- 강력한 면역 자극제로 면역 능력을 향상 시킨다.
- 선열(림프선종창 · 발열 · 혈액 속의 단핵세포 증가의 세 가지 주징(主徵)을 나타내는 질환. 전염성 단핵세포증다증 · 전염성 단핵구증이라고도 한다.)과 같은 쇠약하게 하는 질병과 반복해서 전염병에 걸리는 사람. 회복이 매우 느린 사람에게 효과적이다.

4) Thyme red 타임 레드 *Thymus vulgaris*
타임 레드 카바크롤 (Thyme red ct cavacrol)
타임 레드 티몰 (Thyme red ct thymol)

● 추출 부위

꽃 & 잎

● 과명

Lamiaceae (Labiatae)

● 휘발성

탑노트

● 주성분

Thyme red ct thymol

- ester 2%
- sesquiterpenes 2%
- oxides 4%
- alcohols yes 17%
- ketones 9%
- remainder 2%
- monoterpenes 25%
- phenols & phenolic ethers 40%

● 호흡기계

- Thyme red ct thymol은 뛰어난 기관지-폐 그리고 면역 자극의 특성이 있어 감기, 기침, 인후염, 백일해, 기관지염, 천식 치료에 이상적이다.
- Thyme red ct thymol은 면역 자극제로 감염성 질병이 반복되는 경우 효과적이다.

● 금기사항

- 극도로 예민하거나 질병에 손상된 피부, 2살 이하의 어린아이에게는 사용 하지 말 것
- 피부를 자극하므로 주의 사용 요망
- 임산부, 고혈압, 간질환자 사용 금지

5) Thyme sweet

Thymus vulgaris = 백리향

● 추출 부위

꽃잎과 잎 추출

● 과명

Lamiaceae (Labiatae)

● 휘발성

탑노트

● 주성분

Thyme sweet ct linalool

- ester 40%
- remainder 15%
- monoterpenes 10%
- alcohols 35%

● 주효능

- 정신의 강화, 리프팅 - 항경련제, 방부, 신경을 강화 시킨다.
- 백혈구의 생산을 촉진 - 면역력을 형성 한다.

- 방광염, 요도감염의 치료 효과
- 기관지염, 천식, 감기 코막힘, 거담제의 역할을 한다.
- 신경 우울과 정신의 피로에 유용한 신경 강화와 지적, 정신적, 자극제로 간주된다.
- 그리고 두통과 스트레스 관련 질환에 권유된다. 만성피로
- 통풍, 류마티즘 관절염의 통증완화, 운동 부상의 완화, 수축성 긴장성 오래된 통증의 추천된다.
- 호흡기계 기능의 강화제. 방부제, 거담제, 허약함, 폐의 충혈 그리고 어떠한 감기증상에도 사용가능하다.

6) Lemon 레몬

Citrus limon

● 추출 부위

과피

● 과명

Rutaceae

● 휘발성

탑노트

● Aroma (향기)

레몬향

● 주성분

- ester 2%
- sesquiterpenes 3%
- remainder 2%
- alcohols 2%
- aliphatic aldehydes 3%
- lactones & coumarins 2%
- monoterpenes 87%

● 특성

방부성, 항미생물, 항류머티즘, 방부, 항경련, 수렴, 살균, 구풍, 반흔 형성, 정화, 발한, 이뇨, 해열, 지열, 저혈압성, 살충, 발적, 토닉, 구충

● 주효능

- 백혈구의 생성을 촉진하여 면역력을 증가 시킨다.
- 부비강염, 코감기, 기관지염에 효과적이다.
- 업 리프팅 : 정신적 피로 회복 & 현기증, 어지럼증, 정신을 명료하게 한다.
- 대뇌 활성화 :정신적 피로감에 자극을 집중력을 향상시키며, 정신적 자각 증상 & 저혈압에 효과적이다.
- "분위기의 고조"로 유명하며, 정신을 고무 시키고 정신적 피로를 극복시키는 작용을 한다.
- 효과적으로 정신을 명료하게 만들며, 정신을 지나치게 자극하지 않으면서, 결정 과정을 지원한다.
- 감정적으로 지나치게 긴장된 사람에게 가라앉히는 효과가 우수하다.
- 항미생물 특성으로 감기, 인플루엔자, 기관지염, 천식 증상에 치료에 매우 유용함
- 셀룰라이트의 치료에 아주 유용하다.
- 백혈구 세포의 생산을 촉진 면역력을 증가시킨다.

● 금기사항

광감성

7) Vetiver 베티버

Vetiveria zizanoides

● 추출 부위

풀, 뿌리

● 과명

Poaceae (Gramineae)

● 휘발성

Baes

● 주성분

- ketones 15%
- alcohols 40%

● 주효능

- 정신적, 신체적으로 탈진
- 신경계와 연결되어 신경성 소화불량, 강장제로 기운을 복돋아 준다.
- 복부의 워밍 효과, 식욕을 회복시켜 준다.
- 발작제, 관절염, 류머티즘, 근육통에 효과적이다.
- 피부재생, 튼살 예방, 피로하고 탄력이 저하된 피부의 사용
- 이완 작용으로 스트레스, 불안, 불면, 우울증에 유용하다.
- 에스트로겐과 프로게스테론 호르몬의 분비를 조절하여 여성 폐경기에 사용하는 이상적인 오일이다.

8) Clove 클로브

Eugenia caryophyllata

● 추출 부위

꽃 봉우리(정양에서 추출)

● 과명

Myrtaceae

● 휘발성

base

● 주성분

- sesquiterpenes 6%
- remainder 3%
- oxides 1%
- phenols & phenolic ethers 90%.

● 특성

진통, 방부, 항경련, 구풍, 건위

● 주효능

- 강한 방부, 강한 항균, 통증, 염증완화, 향이 강하며 신체적, 정신적(신경쇠약)에 파워풀하다.

- 기관지염, 염증, 통증, 천식, 치아 신경 마취 효과(구강세척이나 가글용으로 사용), 치통을 완화한다. 피부자극은 라벤더 보다는 강하지만 시나몬보다 약하다.
- 면역력을 증가시킨다.

● 금기사항
- 내복금지. 질병이 있거나 손상된 피부, 예민 피부의 사용 금지
- 2세 이하 어린이에게 사용 금지
- 혈액 응고 방지제 복용의 경우 주의를 요할 것
- 알콜 중독증, 혈액 응고 방지제, 신장, 간질환, 전립선암에 사용 시 최대 1%이하로 사용

● 사용 용도
- 치과에서 소독, 마취, 진통의 목적으로 사용한다 .
- 벌레퇴지체로 사용한다.

9) Frankincense 프랑켄센스 = 유황

Boswellia carteri

● 추출 부위

수지

● 과명

Burseraceae

● 휘발성

base 미들

● 주성분
- remainder 60%
- monoterpenes 40%

● 치유 작용

방부성, 수렴, 구풍, 반흔 형성, 세포방어, 이뇨, 통경, 거담, 진정, 자궁기능강화, 상처치료

● 주효능

- 기관지염 후두염 카타르 거담제로 활용된다.
- 상처지유능력과 피부세포 재생 작용이 우수하여 노화피부에 효과적이다.
- 미르 오일과 블렌딩하여 노화피부에 사용하면 효과적이다.
- 반흔형성, 세포 방어, 상처 치료, 건조피부, 노화피부, 흉터, 상처, 주름에 추천
- 천식, 기관지염, 카타르, 신경과민과 연관되는 천식에 효과

10) Cajuput 카주풋

Melaleuca cajeputi

● 추출 부위

신선한 잎과 가지

● 과명

Myrtaceae

● 휘발성

탑노트

● 주성분

- Monoterpenes 38%
- Monoterpenols 3%
- Sesquiterpenes 6%
- Oxides 21.1 %

● 치유 작용

진통, 방부, 항경련, 거담, 해열, 촉진, 발한, 구충, 항미생물, 구풍

● 주효능

- 항바이러스, 신체 각종 염증의 균을 제거 열을 내려준다.
- 카주풋, 페파민트의 멘톨 성분은 열을 발생하는 근육통에 효과적이다.

11) Peppermint 페파민트

Mentha piperita

● 추출 부위

잎을 부분적으로 말려 수증기 증류하여 추출

● 과명

Labiatae (Lamiaceae)

● 휘발성

탑노트

● 주성분

- ester 6%
- ketones 30%
- sesquiterpenes 6%
- remainder 3%
- oxides 7%
- monoterpenes 6%
- alcohols 42%

● 치유 작용

진통, 마취, 소염, 방부성, 항경련, 수렴, 구풍, 정신을 맑게 자극, 담즙 분비 촉진, 원기 촉진, 울혈제거, 통경, 거담, 해열, 간 기능 촉진, 신경강화, 자극, 건위, 발한, 혈관수축, 구충

● 주효능

- 열과 두통을 동반한 감기 부비감염
- 소화불량, 메스꺼움, 구토
- 신경계의 활력을 주어 기억력의 도움을 주며, 기절, 졸도, 정신 자극제로 두통, 현기증 어지럼증의 효과적이다.
- 열과 두통을 동반한 감기와 인플루엔자에 유용하다.
- 감기 초기의 추천되며, 부비강 울혈, 감염, 염증에 유용하다.

12) Pine 파인

Pinus sylvestris

● 추출 부위

어린가지와 솔방울에서 추출

● 과명

Pinaceae

● 휘발성

미들

● 주성분

- ester 5%
- sesquiterpenes 5%
- remainder 15%
- monoterpenes 70%
- alcohols 5%

● 특성

항미생물, 항신경통, 항류머티즘, 방부성, 항바이러스, 살균, 진정치료, 탈취, 이뇨, 거담, 살충, 발적, 기능 강화

● 주효능

- 폐 기운을 강화 : 우드계열과 블랜딩하여 선천적인 폐 기능의 강화의 목적으로 사용 한다.
  천식, 폐렴, 폐 방부제로 많이 사용한다.
- 천식, 기관지염, 후두염, 감기 코막힘, 거담
- 강한 진통, 발적 작용으로 근육 통증 완화에 사용한다.
- 신체적, 정신적 피로, 에너지 소진이 많을 때 사용하면 회복력을 높인다.
- 다양한 폐질환에 매우 유용하며, 감기에서 비롯된 폐의 기침, 가래를 깨끗하게 하는 거담효과가 뛰어나며 다양한 폐질환에 효과적이며, 부비강염, 기관지 울혈, 기침, 천식, 기관지염에 사용한다.

호흡계 증상별 오일과 블렌딩

- 카타르 : Aniseed, Cajuput, Cedarwood, Chamomile german, Eucalyptus, Hyssop, Niaouli, Pine, Thyme, Tea tree
- 목 아픈데 : Cajuput, Cedarwood, Eucalyptus radiata, Frankincense, Thyme, Tea tree
- 마른기침완화 효능 : Aniseed, Thyme, Ginger, Thyme(Linalool, Thymol), Everlasting, Fir needle
- 거담작용, 만성/급성기관지 증상 : Angelica root, Aniseed, Basil, Benzoin, Cajuput, caraway, cardamom, cederwood, costus, Eucalyptus (globules), Everlasting, Fennel, Frankincense, Ginger, Hyssop, Jasmine, Lavender, Niaouli, Peppermint, Pine, sage, sandalwood, Tea tree, Thyme
- 점액용해 : Aniseed, dill, cajuput, cypress, cedarwood, eucalyptus, spike peppermint, basil, niaoili, sweet marjoram, oregano, pine, black pepper, Rosemary, sage, sandalwood, Benzoin, Thyme

블렌딩

감기

흡입법) - Eucalyptus 2, Peppermint 2, Rosemary 2
- Lavender 3, Thyme 1, Lemon Eucalyptus

기침

마사지) - Pine 3, Eucalyptus 2, Lavender 2 + Carrier oil 10㎖
- Eucalyptus 2, Thyme 2, + Carrier oil 5㎖

취침시 흉부마사지) Lavender 3, majoram 2, + Carrier oil 10㎖

마른 기침

마사지) Aniseed 2, Ginger 1, Lavender + Carrier oil 10㎖

비염

흡입법) - Eucalyptus 3, Lemon 2
- Eucalyptus 5, Pine 5

국소마사지) Eucalyptus 3, frankincence 2, Rosemary 2 + Carrier oil 10㎖

(3) 소화기계에 적합한 에센셜 오일의 종류와 특징

1) CINNAMON 시나몬

Cinnamomum zeylanicum Blume (bark & leaf & Canela)

● 추출 부위

– 잎과 껍질, 뿌리

● 과명

Lauraceae

● 휘발성

Baes

● 주성분

cinnamon leaf

– sesquiterpenes 4%
– oxides 5%
– monoterpenes 5%
– alcohols 5%
– aromatic aldehydes 3%
– phenols & phenolic ethers 86%.

cinnamon bark

– cinnamaldehyde 40~50%
– eugenol 4~10%
– benzyl benzoate 1%

● 주효능

– 몸을 따뜻하게 하여 소화계의 강장 기능에 효과적으로 소화장애, 설사, 구토, 소화불량에 효과적이다.
– 우울증과 무기력증에 효과적이다.
– 허약 체질이나 노약자들의 신체적 강장, 활력 회복에 도움이 된다.
– 면역의 약화된 상태에서 강장 효과를 준다.

- 열성 단계 후에 오는 쇠약 상태를 해소한다.
- 시나몬 껍질에서 추출한 오일은 가장 강력한 항균제의 하나로 바이러스감염, 전염성 질병에 효과적이다.
- 시나몬 껍질과 잎에서 추출한 오일은 몸을 따뜻하게 하는 온열효과가 있으므로 몸살, 감기의 초기 단계의 통증, 오한, 그리고 열이 오르기 시작하는 단계 회복기에도 유용하다.
- cinnamon bark 소화액 분비 자극, 식욕부진, 위장 촉진제, 소화관의 경련, 소화 불량, 대장염, 복 부팽만, 설사 메스꺼움 구역질

● 금기사항
- 잎은 점막 사용 시 최대 3%정도이고 눈에 들어가면 강한 통증을 유발하므로 주의한다.
- 낮은 농도로 사용하고 임산부는 내복과 사용을 금한다.

2) Fennel 휀넬

Foeniculum vulgare

● 추출 부위

seed 씨앗

● 과명

Umbelliferae

● 휘발성

탑노트, 미들

● 주성분
- ketones 5%
- oxides 3%
- monoterpenes 24%
- alcohols 3%
- phenols & phenolic ethers 62%

● 특성

치유 작용 – 방부성, 항 경련, 구풍, 정화, 이뇨, 통경, 거담, 최유, 비장 기능 증진, 건위

● 주효능

- 소화촉진 – 위 속의 정체를 제거, 경련을 해소한다. 헛배부름, 변비, 구풍제
- estragole 성분의 여성 호르몬을 생성 및 조절한다 (모유촉진제, 생리주기 정상화)
- 전통적으로 장내 가스 참이나 다른 소화 문제를 치료하는데 건위제 및 구풍제로 사용하였다.
- 소화 불량, 위장관의 경련성 장애, 팽만감과 장내 가스 찬 느낌 등에 권한다.

● 금기사항

- 간질, 아기와 유아, 임신부, 수유기 중 사용금지
- 과도하게 사용하지 않도록 한다. 임산부나 간질환자에게 사용을 금한다.

● 소화기계 증상별 오일과 블렌딩

- 식욕조절 : 식욕에 균형을 잡아주거나 바른 식습관을 갖도록 도와주는 오일
  Citrus oils
- 소화기능 강화 : 소화기능을 강하게 해주는 오일
  Fennel, Patchouli, Palmarosa, all citrus oil especially Mandarin and Orange
- 자극작용 : 소화기능을 자극하여 식욕이 떨어진 사람에게 적당한 오일
  Black pepper, Palmarosa, Ginger,
- 소화기계 안정 : 소화기관을 안정시키고 소화력을 상승 시켜주는 오일
  E.O : Angelica root, Anise star, aniseed Basil, Bensoine, Bergamot, Black pepper, Cajeput, Caraway, cardamom, Carrot seed ,Chamomile, (roman and german), Cinnamon leaf Clary sage, Coriander Costus, Dill, Fennel, Frankincense, Ginger, Hyssop, jasmine, Juniper gerry, lavender, Lemon, Lemongrass, Mandarin, sweet marjoram, May chang, Melissa, Myrrh, neroli, Nutmeg, orange, parsley, Patchouli peppermint, Rosemary ,sage, sandalwood ,spearmint, thyme yarrow
- 소화기능 조절 : 일반적이 소화력을 돕는 오일로 소화불량 및 가스찰 때 적용되는 오일
  Angelica root, Basil, Bay, Bergamot, Black pepper, Cardamon, German and Roman Chamomiles, Cinnamon leaf, Clary sage, Coriander, Costus, Dill, Frankincense, Hyssop, Mandarin , Marjoran, May chang, Neroli, Nutmeg, Orange, Palmarosa, Patchouli Peppermint, Petitgrain Rosemary, Sage, Spearmint ,Yarrow
- 이완제 : 변비증을 완화시키고 쾌변을 보도록 도와주는 오일
  Bergamot, Black pepper, Fennel, Mandarin, Marjoram, Parsley, Sage

● **블렌딩**

소화불량

Lavender 2, Peppermint 3, Carrier oil 5㎖

변비

마사지) Black pepper 4, Lavender 5, Majoram 3 + Carrier oil 10㎖
Rosemary 5, Peppermint 5, Orange sweet 7 + Carrier oil 10㎖
Coriander 2, Lavender 4, Peppermint 5 + Carrier oil 10㎖
Majoram 4, Rosemary 3, Chamomile Roman 4,+ Carrier oil 10㎖
습포법) Ginger 3, Majoram 4, Lavender 5 ⇒ 따뜻한 온습포
목욕법) Lavender 5, Cinnamon 2, Majoram 2 + Carrier oil 30㎖

설사

Teatree 3, Peppermint 3, Geranium 2, Sandalwood 2 + Carrier oil 30㎖

오심, 구토

Peppermint 3, Blackpepper 3, Rose 2 + Carrier oil 30㎖

(4) 근육계에 적합한 에센셜 오일의 종류와 특징

1) Black Pepper 블랙페퍼

Piper nigrum

● 추출 부위

말리거나 으깬 열매

● 과명

Piperaceae

● 휘발성

미들

● 주성분

- ketones 4%
- remainder 3%
- monoterpenes 60%
- sesquiterpenes 31%
- aromatic aldehydes 1%
- alcohols 3%

● 치유작용

진통, 방부, 항경련, 발한, 이뇨, 해열, 발적, 강장

● 주효능

- 순환촉진작용을 통하여 근육의 통증에 효과적이며 젖산의 노폐물 에도 효과적이다.
- 발적제이며 자극제이고 강장제이므로 운동전후 마사지 오일로 사용가능하다.
- 코 폐 기관지 가래 카타르 오래된 점액을 용해
- 류머티스 관절염, 근육통, 지치고 아픈 팔다리, 근육 경직과 같은 증상에 블랜딩하여 마사지
- 근육의 통증, 뻣뻣함을 예방하여 향상 시킨다.
- 이완성 소화불량, 변비, 위장 가스참, 식욕부진

2) Lemon Grass 레몬 그라스

Cymbopogon citratus

● 추출 부위

풀 잎

● 과명

Poaceae(Gramineae)

● 휘발성

탑노트

● 주성분

- aliphatic aldehydes 80%
- alcohols 16%

● 치유작용

진통, 항우울, 항미생물, 방부, 수렴, 살균, 구풍, 탈취, 해열, 항진균, 최유, 살충, 신경 강화 및 진정, 강장

● 주효능

- 오랜된 근육의 통증 완화 – 피부에 직접 적용할 때는 소량 사용
- 과민성 소화불량에 효과적이다.
- 강력한 항 박테리아, 항진균효과가 있으며, 효과적인 벌레퇴치 작용을 한다.
- 발향으로 기분을 좋게 하여 심신을 안정시칸다.
- 대장염, 소화불량, 위장염에 추천

● 금기사항

Aldegyde성분은 피부의 자극 때문에 소량 사용하며 주의요망

3) GINGER 진저 = 생강

Zingiber officinale

● 추출 부위

root 뿌리

● 과명

Zingiberaceae

● 휘발성

탑노트

● 주성분

- ester 2%
- ketones 2%
- remainder 5%
- monoterpenes 20%
- aliphatic aldehydes 5%
- sesquiterpenes 55%
- oxides 2%
- alcohols 10%

● 치유작용

진통, 방부, 구풍, 거담, 해열, 완화제, 발적, 촉진, 건위, 발한, 강장

● 주효능

- 따스한 성질로 류머티즘, 관절염, 추위로 인한 수축성 근육통에 습포 또는 마사지로 사용 마사지로 사용된다.
- TIP Warming, Stimulating 따뜻한 기운을 주며, 촉진시켜 근육을 풀어 준다(시나몬, 클로브)
- 소화계를 자극하고 따뜻하게 함으로써, 소화불량, 복부 팽창 그리고 위장 내 가스참 등 변비와 딱딱한 장의 복부 마사지가 효과적이다.
- 구토, 여행 멀미와 임신 입덧을 완화시킨다.
- 생식계, 소화계, 호흡계와 관련된 냉질환에 효과적이다.

4) SAGE COMMON 세이지 커먼

Salvia officinalis

● 추출 부위

잎과 꽃

● 과명

Labiatae

● 휘발성

탑노트

● 주성분

Sage spanish 세이지 스페니쉬

Salvia lavandulaefolia

- ester 2%
- sesquiterpenes 2%
- oxides 18%
- alcohols 35%
- ketones 15%
- remainder 3%
- monoterpenes 25%

● 치유작용

항염증, 항균, 방부, 항경련, 수렴, 소화, 이뇨, 통경, 해열, 고혈압성, 건위, 기능 강화제

● 주효능

- 신경쇠약에 효과
- 오래된 근육에 통증을 완화, 근육을 따뜻하게 하여 젖산을 분해, 자극한다.
- 담즙촉진, 식욕부진, 소화불량, 소화를 강화 증진시킴
- 에스트로겐 호르몬의 작용과 유사한 역할을 하며, 생리주기 조절, 생리통과 함께 생리가 지연되거나, 불충분하거나, 생리가 없는 경우의 치료, 폐경기 증상, 특히 땀을 흘리는 증상 치료 유용

● 금기사항

- 매우 주의를 기울여 사용해야 하며, 임신 중, 어린이, 간질 환자(장기간 사용은 간질 발작을 유발)를 사용을 금한다. 피부자극으로 소량 사용
- 치료목적으로 내복적으로나 외용하지 말 것

● 근골격계 증상별 오일과 블렌딩

- 진통 완화효능 : German Chamomile, Eucalyptus, Cajeput, Lavender, Sweet marjoram, Peppermint, Rosemary, Thyme, Clove
- 항염 : 염증에 의해 부종, 염증 혹은 관절염
  German chamomile, Everlarsting, Yarrow
  Thyme, Clove bud, Cinnamon(피부자극유발)
- 항 류머티즘 효과 : 독소배출, 항염, 발적 효과, 류마티스 질환에 도움을 주는 오일들을 말한다. 류마티스 질환의 증상은 염증으로 인해 열감이 있기도 하고, 만성일 경우 차가울 수 있다.
  Black pepper, Cajeput, German chamomile, Eucalyptus, Ginger, Juniper berry, Lemon, Sweet marjoram, Pine, Rosemary, Thyme
- 독소배출효과 : 혈액을 맑게 하므로 더욱 건강하게 해주는 효능을 말한다. 적용되는 주 증상은 만성 염증성 질환으로 특히 관절염, 혹은 인대성 질환에 주로 사용된다.
  Juniper berry, Carrot seed, Lemon, Sweet fennel, Grapefruit을 들 수 있다.
- 발적효과 : 근육과 피부의 혈액순환 촉진을 목적으로 사용되는 효능이다.

● **블렌딩**

관절염

목욕법) Lavender 3, Rosemary 2, Chamomile german 2

습포법) Lavender 3, Juniper berry 4, Eucalyptus 3

국소도포) Juniper berry 5, Chamomile roman 3, Lavender 3, Rosemary 4
+ Carrier oil
⇒ 부분적으로 도포하여 흡수 시켜준다(통증이 심한 경우)

마사지) - Ginger 3, Black pepper 10, Majoram 7, Lavender 5 + Crrier oil 30㎖
- Ginger 10, Basil 5, Marjoram 10 + Carrier oil 30㎖

허리통증

마사지 또는 습포) - Geranium 5, Peppermint 3, Clary sage 7
- Peppermint 3, Rosemary 5, Chamomile roman 2

근육통

스트레스성 근육통

목욕법 또는 습포법) Lavender 4, Grapefruit 4, Geranium 3
⇒ 환부 또는 어깨 부위 따뜻한 온습포

일반적인 근육통

목욕법) Juniper berry 3, Rosemary 4, Chamomile roman 2

마사지) Chamomile roman 3, Peppermint 5, Lemongrass 3 + Carrier oil 10㎖

근육통

Juniperberry 10, Rosemary 8, Lavender 8, Lemon 2 + Carrier oil 30㎖

신경통

마사지) Lavender 4, Chamomile roman 3, Clove bud 2 + Carrier oil 10㎖

(5) 생식기계에 적합한 에센셜 오일의 종류와 특징

1) Clary sage 클라리 세이지

Salvia sclarea

- 추출 부위

  꽃의 머리부분, 잎

- 과명

  Labiatae

- 휘발성

  탑노트 to 미들

- 주성분

  - ester 70% – (linaly acetate) 69% 진정과 이완 효과
  - sesquiterpenes 4%
  - remainder 4%
  - oxides 1%
  - monoterpenes 2%
  - alcohols 20%

- 치유작용

  항우울제, 항경련, 탈취, 통경, 저혈압적, 신경강화, 진정, 강장

- 주효능

  - 여성 호르몬 관련 질환 치유에 쓰인다. 생리촉진, 생리주기정상화, 생리통증 완화, 생식계 감염, 자궁강화제, 폐경기에 도움을 준다.
  - 신경계의 이완효과로 항우울, 스트레스 조절에 효과적이다.
  - 과민 & 신경성 스트레스에 긴장을 완화, 불안, 무기력, 불감증, 편두통, 우울감을 완화, 산모의 긴장과 불안을 완화. 따뜻함과 원기를 주며 심적으로 평온함을 준다.
  - 행복감 유도하여 불안, 스트레스, 신경 긴장, 우울증 등의 치료에 효과적이다.
  - 정신 및 신경 피로에 적용되며 마음을 차분히 안정시키고 긴장을 풀어주는 효과가 있다.

- 생리주기, 출산, 폐경기에 효과적으로 적용할 수 있다.
- 자궁의 경련 제거 및 통증 완화효과로 생리통을 완화, 생리주기정상화 시켜주는 자궁 강화제이며, 통경제이다.

● 금기사항
- 임신 중 사용 금지
- 암이나 종양이 있는경우 사용을 금지한다.

2) Geranium 제라늄

Pelargonium graveolens

● 추출 부위

잎과 줄기

● 과명

Geraniaceae

● 휘발성

미들

● 주성분
- ester 19%
- aliphatic aldehydes 10%
- ketones 9%
- sesquiterpenes 4%
- remainder 2%
- oxides 1%
- monoterpenes 2%
- alcohols 53%

● 치유작용

항우울, 방부성, 수렴, 반흔 형성, 세포 방어, 이뇨, 탈취, 지혈성, 수렴지혈제, 토닉, 구충, 상처 치료

● 주효능

- 부교감신경과 교감신경의 발란싱 효과로 신체적으로 체액 정체, 호르몬, 전반적인 피부 증사의 발란스 피지 조절, 습진, 건성, 노화 피부에 사용한다.
- 호르몬 밸러스에 효과적이며 하복부 비만에 적용할 수 있다.
- 심리적 안정과 더불어 발란싱 효과로 상담실의 발향하면 편안함과 친밀감이 생긴다.
- 신경계 조절 작용이 우수하여, 목욕 마사지 또는 증발기를 통해 스트레스, 신경 긴장, 우울, 두통, 불안을 완화에 사용하며, 신경계를 진정 및 고무시키는 작용을 한다.
- 피지 생성을 조절 작용으로 건성피부, 지성 혹은 복합성 피부의 유용하다.
- 생리 전 긴장과 폐경기 증상을 완화한다.

3) Jasmine 쟈스민

Jasminum officinale

● 추출 부위

꽃

● 과명

Oleaceae

● 주성분

- ester 54%
- ketones 3%
- remainder 17%
- alcohols 24%
- phenols & phenolic ethers 3%

● 치유 작용

항우울, 방부성, 항경련, 최음, 최유, 분만을 돕는 작용, 진정, 자궁기능강화

● Nervous (신경계)

- 정신과 감정에 신경불안, 초조함, 우울증에 가장 효과적인 오일의 하나로 여겨진다.
- 강력한 항우울제로써 우울증이 무력감을 유발하는 경우 추천

- 성적인 문제와 인간관계의 문제에 효과적으로 작용한다.
- 출산시 가장 유용한 가치 있는 오일로써 초기 분만 단계에 복부와 등 아래 허리 부위의 마사지 오일로 사용하면, 통증을 덜어주고 수축을 강화시킨다. 또한 자궁 경련 및 지연되어 통증을 동반한 심한 생리통를 완화시키는데 사용한다.

4) Neroli 네롤리

Citrus aurantium var. amara

● 추출 부위

비터나무의 꽃

● 과명

Rutaceae

● 휘발성

미들 / Base

● 주성분

- ester 14%
- aliphatic aldehydes 2%
- ketones 1%
- remainder 9%
- monoterpenes 35%
- alcohols 40%

● 치유 작용

항우울, 방부성, 항경련, 살균, 탈취, 소화, 신경 강화

● 주효능

- 심리적인 진정 및 신경계의 강화효과가 있어서 우울증이나 불안, 정신적 쇼크나 충격에 매우 효과적이다.
- 신경성 긴장에 의한 생리전 증후군에 효과적이다.
- 심혈관계를 강화하여 고혈압, 심계항진, 하정맥류, 치질에 사용할수 있다.

5) Mandarin 만다린 = 탄저린

Citrus reticulata

● 추출 부위

과피

● 과명

Rutaceae

● 휘발성

탑노트

● 주성분

- ester 2%
- aliphaticaldehydes 1%
- remainder 3%
- aromatic aldehydes
- monoterpenes 86%
- alcohols 5%

● 치유 작용

- 항경련, 담즙 분비 촉진, 정화, 소화, 이뇨, 진정

● 주효능

- 어린이 치료제로 여겨지며, 유아기와 어린이의 배아픔을 완화
- 과인 행동 장애인 어린이들을 진정시키는데 효과적이다.
- 임신선 예방 – 냉 압착 추출 윗점 및 살구씨 식물성 캐리어 오일을 사용하여 라벤더 네놀리와 블렌딩하여 임신 5개월경부터 매일 사용
- 정신의 과잉 활동 상태에 있을 때 오는 불면증에 이상적이다.

6) Rose otto 로즈 오또

Rosa damascena

- Rosa damascena 다마세나 장미에서 수증기 증류법으로추출
- Rosa centifolia 센티폴리아 장미에서 앱솔루트로 추출

● 추출 부위

꽃잎

● 과명

Rosacease

● 휘발성

미들 / Base

● 주성분

- ester 4%
- aliphatic aldehydes 1%
- sesquiterpenes 1%
- remainder 13%
- oxides 1%
- monoterpenes 20%
- alcohols 60%
- phenols & phenolic ethers 1%.

● 치유작용

항우울, 소염제, 방부, 항경련, 항바이러스, 최음, 수렴, 살균, 담즙 분비 촉진, 정화, 간 기능 강화, 완화제, 진정(신경계)

● 주효능

- 생리주기정상화, 자궁치료효과가 우수하다.
- 여성 성적인 문제와 관련되는 우울증, 슬픔에 도움이 된다.
- 모든 피부타입의 피부관리에 효과적이어서특히 건성, 노화, 민감피부에 좋고 모세혈관에 강장효과가 있다.

- 심오한 심리적 효과 – 신경 진정제로 강력한 항우울, 분노, 두려움, 불안, 슬픔, 심리적 고통, 슬픈 가슴, 사랑, 우정, 공감, 심계항진, 불면
- 정화제와 조절제로써 자궁의 기능 강화, 생리를 조절, 생리통과 과도한 생리 출혈을 경감시킨다. 불규칙한 생리주기로 인한 기능적 불임에 권유되며, 산부인과 문제 치료에 효과

● 생식계 증상별 오일과 블렌딩

- 항미생물효과 : 에센셜 오일 중 방부작용과 bactericidal 오일은 외음부 가려움증이나 냉대하증, 요도염증에 사용된다.
  Bergamot, German chamomile, Myrrh, Sandalwood , Teatree, Lavender, Rose
- 이완효과 : 생리통, 분만 시 사용하여 자궁 내 근육을 이완시키는 오일들
  Roman chamomile, Clary sage, Lavender, Sweet marjoram
- 생리촉진효과: 생리를 일으키는 오일로 생리가 일정하지 않거나, 생리를 하지 않을 경우 사용된다. 또한 호르몬 분비의 문제로 인해 생기는 생식기 질환에 사용된다.
  Fennel, Clary sage, Geranium, Ginger, Basil, Sage, Rose, Roman/German, Chamomile, Juniper berry, Lavender, Sweet marjoram, Myrrh, Parsley seed, Rosemary, Peppermint, Tarragon
- 모유촉진효과 : 모유가 생기지 않을 때 사용된다.
  Carrot seed, Fennel, Aniseed, Dill
- 분만촉진효과 : 분만에 도움을 주는 성분
  Jasmine, Rose, Clary sage, Nutmeg
- 자궁강화 : 자궁이 약하여 생기는 많은 증상에 사용된다.
  Clary sage, Jasmine, Rose, Myrrh, Frankincense, Cedarwood, Angelica root
- 생리기간이 길어지고 출혈이 심할 때
  Cypress, Frankincense, Rose

생리 전 증후군 (PMS)

- Clary sage : 원활한 생리 유도, 감정의 변화에 균형을 줌
- Geranium, Juniperberry, Rosemary, Fennel, Grapefruit: 체액 정체 완화, 이뇨 작용
- Lavender, Melissa, Rose, Bergamot, Chamomile : 정서적 안정 효과, 우울, 초초함, 긴장 완화

> Clary sage5 + Lavender5 + Rose3 + carrier oil 3㎖ : 마사지
> Lavender3 + Rose2 : 목욕

※ 증상이 시작되기 전 1주일 정도 꾸준히 관리하는 것이 중요

생리통 관리

> Rose 3 + Chamomile roman3 + Cypress3 + Marjoram 5 +
> Carrier oil 30㎖ : 생리 전 1주일부터 하복부, 등허리 마사지
> Lavender4 + Chamomile3 + Majoram3 + Carrier oil 20㎖ : 마사지
> Clary sage3, Marjoram2 : 하복부, 등허리 온 습포

임신선, 튼 살 방지

- Neroli : 안전하면서 세포 재생 효과가 뛰어난 오일
- Mandarin : 산모와 태아에 완벽하게 안전하며 튼 살 방지에 효과
- Chamomile roman : 체 내외 자극으로부터 피부를 보호하며 주름등을 개선한다. (임신중기부터사용)
- Lavender : 세포 재생효과가 가장 뛰어난 정유로 임신중기부터 적은 용량으로 사용한다. (1~1.5%)
- Rose : 피부에 풍부한 영양을 공급해 주며 탄력을 증진시킨다.
  유산의 위험이 전혀 없는 상태에서 사용가능
- Frankincense : 늘어짐 피부에 탄력을 증진시킨다.

> Lavener 15 + Neroli 5 + Jojoba(or Wheatgerm) 50㎖ : 마사지
> Mandarin17 + Neroli3 + jojoba 50㎖ : 마사지
> Rose 5 + Lavender15 + Jojoba 50㎖ : 마사지

→ 5개월 이상 하루에 2~3번씩 복부 마사지

※ 참고 : 임산부 마사지는 0.5% ~ 2% 정도의 낮은 희석율로 블랜딩 함.

(6) 비뇨 림프계에 적합한 에센셜 오일의 종류와 특징

1) Juniper 쥬니퍼

Juniperus communis

● 추출 부위

열매

● 과명

Cupressaceae

● 휘발성

미들

● 주성분

- sesquiterpenes 3%
- remainder 19%
- monoterpenes 75%
- alcohols 3%

● 치유작용

방부, 항류머티즘, 항경련, 수렴, 구풍, 정화, 해독, 발적, 자극, 건위, 발한, 토닉, 상처치료

● 주효능

- 이뇨와 해독 작용으로 오래된 노폐물 배출 - 정신적, 사고적으로도 오래된 것을 정화한다.
- 림프의 울혈 제거, 독소를 깨끗하게 정화하고, 셀룰라이트 및 류머티즘 질환, 부종, 수분 정체의 효과적이다.
- 월경 불순, 월경의 양을 조절

● 금기사항

임신부 또는 신장에 질병이 있는 사람들에게는 금기다.

2) Grapefruit 그레이프 프룻 = 자몽

Citrus paradisi

● 추출 부위

과피

● 과명

Rutaceae

● 휘발성

탑노트

● 주성분

- ester 1%
- aliphatic aldehydes 2%
- lactones & coumarins 1%
- remainder 1%
- monoterpenes 94%
- alcohols 1%

● 주효능

- 림프을 자극, 촉진. 셀룰라이트, 부종, 수분 정체의 효과적이다.
- 비장을 자극하여 변비, 과민증상에 사용하며, 복부팽만에 효과적이다.

● 금기사항

- 12시간이내에는 자외선에 노출하지 말 것
- IFRA에서는 맨 마지막에 사용하는 제품에서는 4%를 넘지 않을 것을 권하고 있음

3) Cedarwood atlas 시더우드 아틀라스

Cedrus atlantica

● 추출 부위

목재, 베어 낸 나무 뿌리, 톱밥

● 과명

Pinaceae

● 휘발성

Base

● 주성분

- ketones 19%
- sesquiterpenes 50%
- remainder 2%
- alcohols 29%

● 치유작용

방부, 수렴, 항지루, 이뇨, 거담, 살충, 진정

● 주효능

- 스트레스, 불안, 긴장을 줄여준다.
- 수렴성 및 방부성 때문에 모발과 피부관리 시 지성피부, 여드름, 습진, 상처치유와 지루성 두피의 개선, 모발 성장을 강화시키고, 비듬을 경감 시킨다.
- 세스퀴테르펜 케톤 성분을 함유하고 있어 뛰어난 점액용해 효과가 있으며, 점액분비 증세, 기침, 만성 기관지염의 치료에 사용할 수 있다.
- 방광염, 비뇨 생식기계 감염치료의 효과적이다.
- 림프 증가시키고, 축척된 지방의 분해를 촉진하며, 완만한 이뇨작용으로 셀룰라이트 및 부종, 치료에 사용한다.

● 금기사항

- 무독성, 무자극이나 과잉사용주의
- 임산부 사용 유의(신경독성과 낙태 위험)

4) Cypress 사이프러스

Cupressus sempervirens

● 추출 부위

열매

● 과명

Cupressaceae

● 주성분

- ester 5%
- sesquiterpenes 3%
- remainder 6%
- oxides 1%
- monoterpenes 75%
- alcohols 10%

● 주효능

- 이뇨효과, 수렴효과로 정맥류, 부종, 치질, 혈액순환을 촉진한다.
- 정맥 울혈 제거제 역할을 한다.
- 사이프러스는 강한 수렴작용 및 정화작용이 있어 체내의 과도한 땀, 피지, 수분정체 등을 조절하는 효과가 있다.
- 기침 치료제로 급성 및 만성 기관지염, 백일해에 효과적이다.
- 지나치게 부담 받은 신경계를 강화하고 안정을 회복한다.
- 여드름, 지성, 수분 과잉 상태의 피부, 과도한 땀의 분비, 폐경시의 얼굴 붉어짐, 땀이 많이 나는 발의 족욕 추천

● 금기사항

무독성, 무자극성이지만 임산부나 고혈압 환자는 사용을 금한다.

5) Sandalwood 샌달우드

Santalum album

● 추출 부위

가루로 만든 심재와 뿌리

● 과명

Santalacea

● 휘발성

Base

● 주성분

- Oil percentage 4.0%
- santalols 89.2%
- santyl acetate 3.5%
- santalene 2.3%

● 주효능

- 명상 고혈압, 스트레스, 신경안정, 두통, 불면, 신경 긴장과 격렬하고 동요된 감정 상태에 사용된다.
- 진정 작용, 차게 식히는 작용, 수분 공급 작용에 있어 수분 손실과 피부 염증으로 유발된 갈라지고 튼살의 보습, 주름, 건성 피부 질환에 주로 사용 된다.
- 습진과 건선의 완화와 지성 피부, 여드름의 치료에 사용 된다.
- 호흡기관의 감염, 잔기침, 특히 진정 완화 효과로 감염 치료에 추천 되며, 만성적인 건조한 기침을 하는 만성 기관지염에 권한다.
- 방광염, 전립선염, 임질과 같은 생식 비뇨기관의 감염에 사용
- 수렴작용이 있어 점막 울혈 해소와 점막 회복을 도우며, 감염 위험성을 최소화 되도록 지원한다.
- 세스퀴테르펜 알콜성분으로 정맥류와 부어 오른 림프절과 같은 정맥절 울혈 치료에 유용
- 고요 & 통일감 & 존재. 과도한 근심의 상태, 집착하는 상태의 처방이 될 수 있다.

● 생식계 증상별 오일과 블렌딩

Tonic for bladder : 방광기능을 강하게 하여 각종 질환을 예방하는데 효능
Cederwood, agelica root, Vertiver, Thyme, Frankincense, Myrrh, Rosewood

- 항 곰팡이균 감염 : Peppermint, Rosemary, Thyme, Sage ,Myrtle, Tea tree, Marjoram, Hyssop, Palmarosa
- 항 박테리아 감염 : Cypress, Eucalyptus, German chamomile, Melissa, Peppermint, Myrtle, Niaouli, Rosemary, Geranium, Pine, Patchouli,
- 항 : 감염 증
  Lavender, Everlarsting, Neroli, Myrrh, Chamomile, Palmarosa, Rosewood
- 진통 : 감염증이나 결석증 등으로 인한 진통완화
  Clary sage, Black pepper, Chamomile, Clove, Eucalyptus, Everlarsting, Lavender, Peppermint, Pine, Spearmint,

체액의 정체
Grapefruit, Cypress, Juniperberry, Geranium, Rosemary, Fennel, Lemon

● 블렌딩

- 체액정체
  Grapefruit 9, Orange sweet 9, Juniperberry 4, Fennel 4, Carrier 50㎖
- 셀룰라이트
  Rosemary 9, Lemon 9, Grapefruit 5, Geranium 3, Carrier 50㎖
- 부종
  Juniperberry 3, Rosemary 2,Lavender 2, Carrier oil 30㎖

제 5 장

아로마테라피 바디워크

제5장
아로마테라피 바디워크

1. 아로마테라피 상담과 고객관리

(1) 아로마테라피 상담과 진단의 필요성

아로마테라피는에센셜 오일을 선택하고 이를 블렌딩하여 적합한 방식으로 사용함으로써 몸, 정신, 영혼의 부조화와 불균형을 튜닝하는 관리기법 중 하나이다.

아로마테라피는 동일한 향을 흡입한다 해도 개개인의 상황에 따라 느낌, 반응이 제 각각으로 드러나게 된다. 아로마테라피를 사용하기 이전의 대 전제는 개개인과 에센셜 오일 간의 개별적으로 특화된 상호작용을 인지하고 면밀히 살펴보아야 한다는 것이다. 즉 상담과 진단을 통하여 개개인에게 알맞은 솔루션을 찾아가는 것이다.

특히 고객들은 개인의 식습관, 라이프스타일, 감성, 사회적 영향의 집약체이기에 이에 대해 고려하고 인지해야만 최적의 아로마테라피 트리트먼트를 진행할 수 있다. 훌륭한 아로마테라피스트라면 고객이 특정 향을 좋아하지 않는 상황에 직면할 경우에는 동일한 치료적 효과를 지니면서도 고객이 선호하는 다른 향의 오일을 찾아낼 필요가 있다. 휘발성, 신체나 정신 상태에 미치는 효과와 더불어 트리트먼트를 받는 사람의 향에 대한 선호도 여부를 고려하면서 오일의 블렌딩을 진행해야 한다.

고객에 맞는 적절한 오일의 선택과 블렌딩, 그리고 사용을 위해서는 에센셜 오일에 대한 학습을 바탕으로 개인 상태 진단을 위한 상담과 고객 카드 작성 등이 필수적이다. '상담'은 아로마테라피 관리 중의 중요한 부분으로 아로마테라피스트는 이를 진행하면서 고객의 증상에 관련한 상황적 요소를 파악하고 기록하여 전인적으로 이해하기 위한 도움 장치를 마련해두어야 한다.

(2) 아로마테라피 상담의 실제

고객 상담 카드 기록

고객 카드에는 모든 아로마테라피 트리트먼트가 기록되어져야 한다.

특히 아로마테라피에서는 고객에게 적합한 블렌딩 된 마사지 오일을 선택해야 하므로 이를 위해서 고객의 취미와 스트레스를 포함한 라이프스타일, 감성적이면서 신체적인 상태에 대해서도 많은 정보를 확인하는 것은 매우 중요하다.

1. 고객에 대한 자료 기록

- 일반적인 개인 신상
- 금기사항빛 병력
- 심리적 신체적 증상 : 고객의 에너지 상태, 활동 상태 / 스트레스 민감도
- 고객의 생활스타일 / 식사 패턴, 휴식의 여부, 운동의 여부, 수분 섭취량
- 고객의 서명, 날짜

2. 아로마테라피 트리트먼트 계획과 진행

- 관리목적 :
- 관리계획 :
- 증상에 따른 오일선정(에센셜 오일& 캐리어 오일)
  - · 1차 선택한 오일과 최종 선택 오일, 그리고 그 이유
  - · 트리트먼트에 사용할 에센셜 오일의 방울 수(블렌딩 비율)
  - · 희석에 사용할 캐리어 오일의 선택과 그 이유
  - · 트리트먼트 적용 방법
- 마사지트리트먼트 후의 기록
  - · 고객의 관리 후 소감;
  - · 관찰 기록 :
- 홈 케어 조언 :

(3) 트리트먼트; 에센셜 오일의 선택 & 블렌딩

일단 상담과 트리트먼트 계획이 완전하게 세워지면 고객에게 알맞은 블렌딩을 한다.

고객의 상담 후 고객이 불편해 하는 3가지 주요증상을 정리한다. 그리고 3가지 증상 중 심리적인 증상을 우선으로 하여 3가지 증상별 오일을 선정한다. 또한 오일은 증상별로 탑노트, 미들 노트, 베이스 노트를 기록한다. 증상별로 3번 겹치는 오일을 노트별로 우선 선정한 후 고객의 반응에 따라서 최종 노트별로 1가지씩 3개의 오일을 선정한다.

2. 아로마테라피 마사지

아로마테라피는 방향성 식물에서 추출한 에센셜 오일을 휘발 시켜 흡입하거나(흡입법), 이를 희석한 물에 목욕하거나(목욕법), 적절한 커리어 오일에 에센셜 오일을 희석하여 신체의 각 부분을 오일로 마사지하는 방법(마사지법) 등으로 치료 효과를 거둔다

아로마테라피 바디워크에 사용되는 마사지는 그 자체만으로도 하나의 테라피이다 ,에센셜 오일의 효과와 병행하여 사용될 때 아로마테라피 트리트먼트에 있어서 실질적으로 전인적 테라피(holisti therapy)의 효과를 더 높여줄 수 있다. 마사지는 통증을 완화시키고 긴장을 이완시키기 위해서 사용되어져 왔다.

아로마테라피 바디워크의 목적은 에센셜 오일의 흡수와 매뉴얼 테크닉의 시너지 효과이므로 강한 테크닉보다는 스웨디쉬마사지와 림프의 흐름에 따른 마사지테크닉을 적절히 사용하는 것이 좋다.

마사지는 우리 신체의 부드러운 조직을 특히 효과적인 손동작을 사용하여 행하는 기법이다. 신경계, 근육, 그리고 순환계에 효과적인 영향을 준다.

(1) 아로마테라피 마사지의 목적과 효과

- 우리 신체의 에너지를 증가시키거나 감소시킨다.
- 혈액순환을 촉진시킨다.
- 독소 배출을 위한 림프순환을 촉진시킨다.
- 피곤하고 통증이 있는 부위의 노페물 배출에 용이하다.
- 근육의 톤을 강화시킨다.
- 억제된 감정을 이완시키는 것을 도와준다..
- 좋은 자세를 촉진시킨다.

금기

마사지의 효과는 많지만 특정한 병리적 상태에서는 마사지를 행할 수 없다. 특정한 상태의 질병의 경우 그 상태를 더욱 악화시킬 가능성이 있기 때문에 주의해야 한다. 그러므로 마사지가 고객에게 효과적일지 그렇지 못할 지에 대한 정확한 판단은 필수적이다. 조직이나 특정 부위가 감염된 대부분의 경우 마사지를 행해서는 안된다. 그러므로 신체 부위에 대해 그것이 사소한 상태이거나 심각한 상태이건 금기사항을 점검해야 한다. 어떤 상태는 아주 심각한 금기 상태이기도 한다 . 만일 확신이 없다면 주치의와 상담해야 한다.

● 마사지의 금기와 관련된 상태

최근에 수술을 받은 경우

- 수술 부위나 상처에 3개월 정도는 마사지를 하지 않는다

최근에 골절을 당한 경우

- 2달동안 마사지를 하지 않는다.

고혈압이나 저혈압

- 이러한 상태와 연루된 스테레스를 감소시키기 위해서 마사지가 사용된다.
- 복부마사지는 심장근육에 대한 반사작용으로 혈압을 상승시킬 수 있으므로 행하지 않는 것이 좋다.

염증이나 전염성질환

- 마사지를 하지 않는다.

암

- 부드러운 마사지 기법, 주로 경찰법이 암 환자에게는 사용해야 한다. 통증의 완화와 더불어서 정서적인 유대감이 마사지의 주효과라 할 수 있다.
  이러한 마사지를 행하기 위해서는 고객의 주치의의 허가를 받아야 한다.

심장질환

- 고객이 운동을 할 수 없는 겨우 일반적인 혈액순환과 독소 배출를 위해서 부드러운 마사지를 해야 한다. 항상 심장 부위는 피해서 마사지 해야 한다.

관절염

- 혈액순환을 촉진시키고 독소를 제거한다.
- 모든 조직에 산소공급이 증가된다.

임신초기

- 초기 3개월간과 입덧을 하는 동안 복부마사지는 행하지 않는다.

임신 중반기와 후반기

- 체계적인 마사지는 내분비선의 분비를 촉진시키며, 이로 인해 호르몬분비가 정상화되고 태반으로의 영양공급이 원활해진다.
- 독소는 배출이 되고 에너지는 증가한다.
- 빈혈을 감소시키고 피로회복에 도움을 준다.
- 쓰다듬기와 림프 마사지동작이 전신의 말단부위까지 행해지므로서 정맥의 흐름들 도와주고 체액의 정체를 감소시킨다.

정맥류

- 이러한 경향이 있는 이들에게 마사지는 예방적인 효과가 있다.
- 정맥류 성 종창이 이미 있는 상태에서는 다른 혈관을 건드리지 않고 마사지는 정맥사이만 행해져야 한다.
- 만일 통증은 없지만 정맥이 현저하게 드러나 있는 경우 아주 가벼운 쓰다듬기 동작만 할 수 있다 혈관을 비우고 혈관을 원 상태로 돌려주기 위해서 이다. 이러한 겨우 마사지 동작은 매우 가볍게, 그리고 표면에만 행해져야 한다.

(2) 아로마테라피 마사지에 대한 고객의 반응

마사지에 대한 고객의 반응은 다양하다. 어떤 고객들은 단시간에 긍정적인 반응을 보인다. 반면에 어떤 이들은 같은 상태임에도 불구하고 보다 더 긴 시간을 요하기도 한다. 그러한 차이는 자연스러운 것이다 항상 기억해야 할 것은 고객들은 그 들 스스로가 자신을 치유한다는 것이며 테라피스트 이를 도와주고 지침을 주는 것이라는 것이다.

처음으로 마사지를 받은 고객은 기분 좋은 통증 같은 것을 느끼기도 한다. 이는 근육조직의 노폐물이나 독소가 분해되기 때문이다 . 다음 마사지를 받기 위해 방문할 때 이미 독소가 배출된 후이므로 처음 만큼 아프지는 않는다. 하지만 보다 더 독소를 배출시켜야 할 경우 아직도 통증을 느낄 수도 있다.

어떤 고객들은 머리가 무겁다는 반응을 보이거나 관리 직 후 숨을 내쉬기도 한다 이러한 모든 증상들은 자연스러운 것이며 우리몸의 독소가 제거되는 것을 의미한다. 마사지 후 화장실을 가는 것 또한 매우 자연스러운 것이다.

● 고객관리와 조언(Client Care and Advice)

- 고객에게 물 한 잔을 마시도록 한다.
- 독소배출을 위하여 2~3잔의 물을 마사지 후 마셔야 하는지 설명해준다.
- 독소배출을 위한 혈액순환이 에너지를 필요로 하므로 마사지 후 피로를 느낄 수 있다고 설명해준다.
- 관리직후에는 무리하거나 심한 운동을 하지 않는 것이 좋다. 피로를 느낄 수 있기 때문이다.
- 며칠 후 더 좋은 효과를 느낄 수 있다.
- 아로마 마사지 후 정유가 완전히 흡수되도록 오일을 씻어내지 않으며 관리후 최소한 4시간 정도는 지나서 목욕이나 샤워를 하도록 한다. 피부에 흡수할 수 있는 시간이 필요하기 때문이다
- 관리의 효과를 지속시키기 위해서는 홈케어를 위한 바스 오일이나 로션등에 관한 조언을 한다.
- 다음 예약을 정한다.

(3) 아로마테라피 마사지와 희석

1) 마사지와 희석

캐리어 오일 97.5% 와 정유2.5% 비율로 혼합한다.

라벤더, 티트리, 카모마일을 제외한 대부분의 에센셜 오일은 피부에의 직접적인 접촉을 피하고 매개 오일인 식물성 오일에 희석하여 사용하는 것이 원칙이다

에센셜 오일(essential oil)은 매우 농축되었다는 것을 의미하기 때문에 사용하기 전에 희석(diluation)이란 과정을 거치지 않는다면 피부를 자극할 수도 있다.

일반적인 희석의 비율은 성인의 경우 캐리어오일 97.5%와 정유 2.5%의 비율로 혼합한다. 예를 들어 4ml의 캐리어오일이라면 에센스 오일 2방울을 사용하는 것인데(1ml =20방울, 5ml는 100방울이므로 2.5%비율이라면 5ml에 2.5방울을 희석하면 된다. 일반적으로 에센셜 오일의 방울 수는 캐리어 오일의 방울수를 ml를 2로 나눈다고 생각하면 쉽게 계산할 수 있다.) 방울 수로 계산하는 것이 편리하다.

● **에센셜 오일 구하는 공식**

에센셜 오일 1ml은 20drops이다.

50ml 캐리어오일 3% 구하는 공식은 50ml×20drops=1000drops

1000drops×(100/3)=30drops

어린이와 노인들에게 적용 시에는 반 정도 더 농도를 떨어뜨려야 한다. 아이들의 경우에는 일반적인 에센셜 오일의 적용량 보다 적게 넣어야 하고 (적용할 몸도 어른보다 작으므로) 13세 이하의 어린이들의 경우에는 에센셜 오일의 적용비율은 1%(10ml의 캐리어 오일에 2방울)를 넘지 않아야 한다. 그리고 3세 이하의 유아의 경우, .05%(10ml의 캐리어 오일에 1방울)를 넘지 않는 것이 바람직하다.

● **오일 용량 단위 : 1ml = 20 방울**

3. 아로마테라피 바디워크 실습

SWU(Suwon Women's University) **IFPA**(International Federation of Aromatherapist)
인증 국제 아로마테라피 과정 매뉴얼 발췌

등마사지		
1	척추를 스트레칭하여 10초간 정지한다.	
	오일을 도포한다.	
2	침대의 머리쪽에 서서 양손을 전나무 모양으로 해서 등 중앙을 따라서 척추의 기립근 양쪽을 쓰다듬어 둔부까지 가볍게 내려간 후 양 측면을 따라(손가락이 침대에 닿으면서) 압을 주면서 위로 올라오는 역(reverse effleurage)으로 쓰다듬기를 한다. (4~5번 반복)	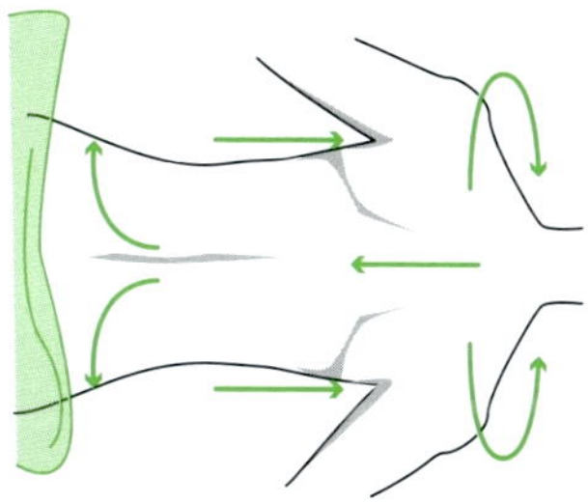
3	손과 손가락에 힘을 주어 손끝이 고객의 머리를 향하도록 견갑골에 대고 '8'자 모양의 쓰다듬기 effleurage를 한다. Repeat 4 - 5 times 손가락에 힘을 빼고 침대의 머리맡으로 걸어가는 것으로 동작을 마무리한다.	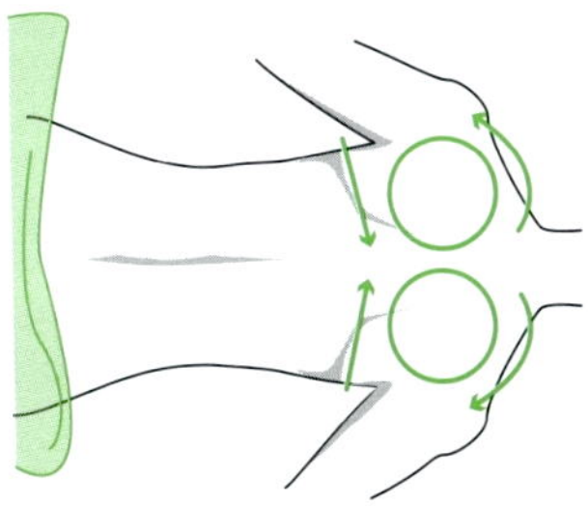
4	엄지에 힘을 주어 마찰법으로 나선형을 그리는 동작으로 견갑골사이와 스트레스를 많이 받는 승모근 부위에 실시한다. 압을 가하게 넣어서 할 수 있는 동작이며, 동작이 끝나면 고객의 측면으로 옮겨가서 손을 척추의 아래부분에 둔다.	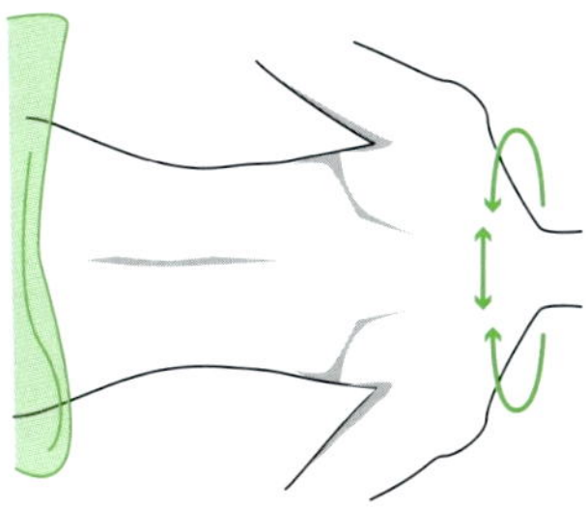

5	손을 전나무 모양으로 하여 등 전체에 쓰다듬기(effleurage)를 한다. 양 엄지를 척추의 양쪽을 따라서 올라가면서 등의 윗부분에서 동작을 마무리한다.	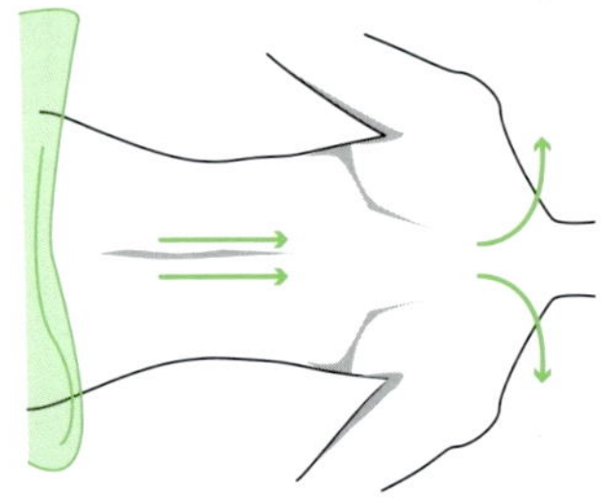
6	견갑골부위에서 시작하여 동심원을 그리듯이 밀착하여 쓰다듬기(firm effleurage)를 하며 마지막에는 등전체가 덮이도록 큰 원을 그린다. 한 번만 실시한다. 각각의 원은 견갑골부위를 감싸면서 조금씩 등의 아래쪽을 향하여 내려온다. 척추의 베이스에 다다를 때까지 계속해서 서서히 동작을 늦춰가면서 등전체를 덮는 큰원을 그리는 것으로 마무리한다.	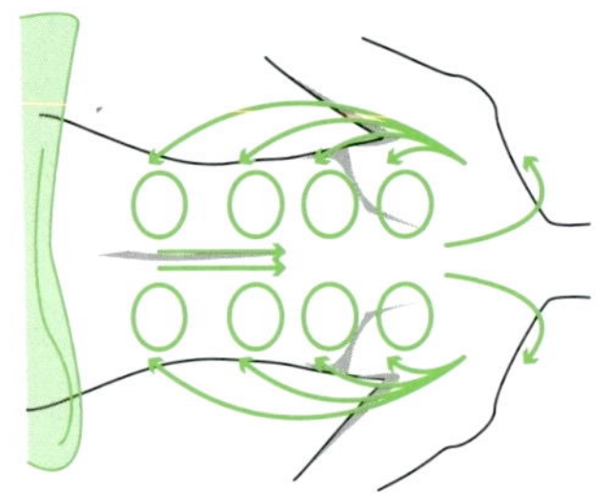
7	손을 척추에 직각이 되도록 하여 양 손 바닥을 마주 보게 하고 밀착하여 겨드랑이에서 시작하여 허리쪽 방향으로 흉추신경을 따라서 집게손가락이 마주보도록 하여 결합조직을 들어올린다(반대편에 실시하기 전에 한쪽 편을 마무리한다.) 손가락을 사용하여 척추의 양 기립근을 누른 후 압을 주어 몸의 바깥쪽으로 쓰다듬어 내리고, 시작 한 부위보다 조금 옆으로 움직여 이 동작을 반복한다.	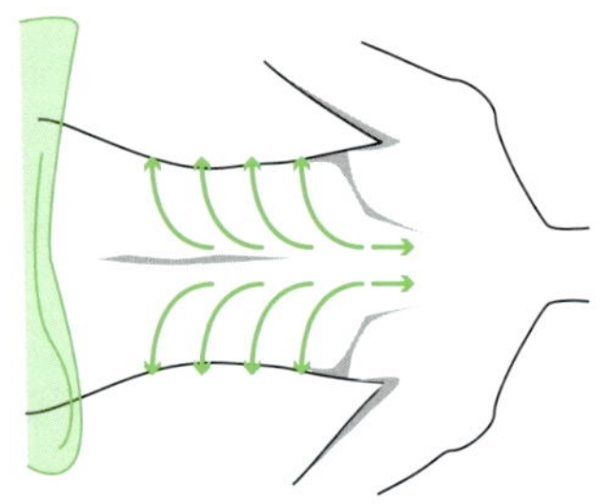
8	요추와 천골부위에 엄지로 압을 주어 깊게 쓰다듬는 동작을 한다. 이 동작을 천부 전체부위에 4~5회 반복한다.	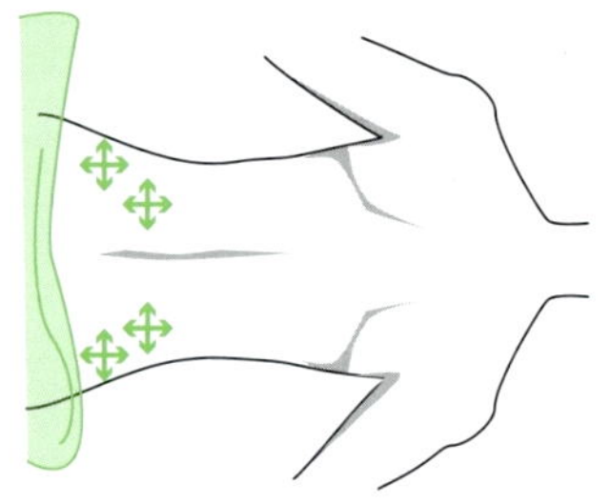
9	등의 양쪽 편에 팬(fan)동작을 한다. 이 동작을 3~4줄로 6~8회 반복한다. 척추의 베이스부분의 측면에서 시작한다. 손가락이 고객의 머리를 향하도록 해서 척추를 따라서 손바닥의 척골경계면을 댄 후 손전체로 밀어올린다. 등의 바깥쪽을 향해 손가락을 벌려서 쓸어낸다. 관리사의 검지를 척추를 따라 위치시켜서 척주를 따라서 팬 동작을 계속한다. 이 동작을 반대편에도 척추를 따라서 실시한다.	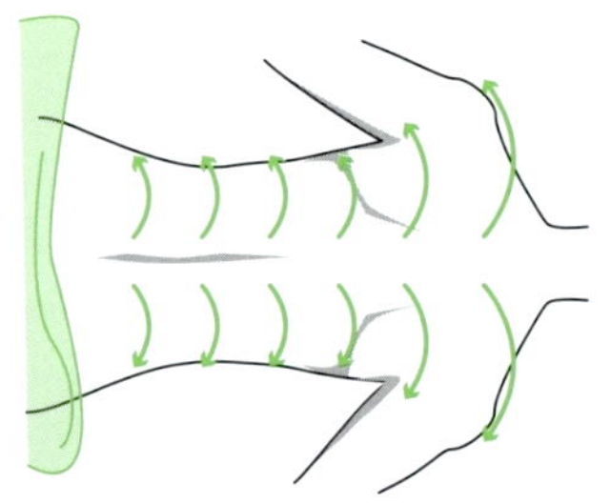

10	엉덩이에서 허리까지 엄지로 밀어올리고 손바닥을 이용해서 힘을 주어 바깥쪽으로 밀어내리는 동작을 한다. 이 동작을 4~5회 반복한다. 5번 동작과 같이 effleurage 동작을 한다. 손가락에 가볍게 힘을 빼서 타월을 집기 위해 척추를 따라 내려가는 동작으로 마무리하고 고객을 덮어준다.	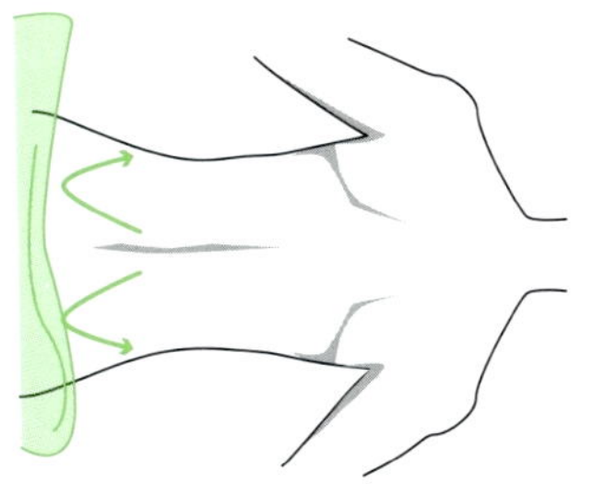

다리 후면 마사지

발목 아래 타올을 받쳐준다.
오일을 양쪽 다리에 도포하고 한쪽 다리에는 타월을 덮어둔다. 한 손바닥에 혼합된 oil(약 $\frac{1}{2}$ 티스푼 정도)을 넣고 양손으로 가볍게 문지른 후, 다리 뒷부분 전체에 오일을 펴 바른다.

1	트리트먼트 하지 않는 다리는 타올로 덮어둔다. 한손으로 발목에서 종아리까지 다른 한손으로 다시 발목에서 종아리까지교대로 쓰다듬기 후 발목과 슬와부위에 양 손을 각각 댄 상태로 나란히 일정간격을 두고 다리전체에 위로 향해 쓰다듬기 (effleurage)를 한다. 이 동작을 4~5회 반복한다.	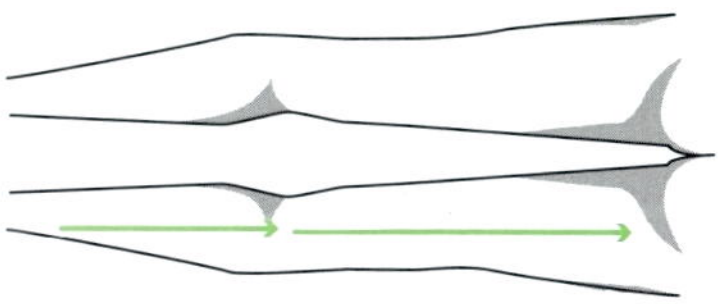
2	**종아리 세워 쓸어올리기** 한손으로 발목을 들어 종아리를 세운 상태에서 다른 한손으로 비복근을 발목에서부터 슬와로 쓰다듬기 한다	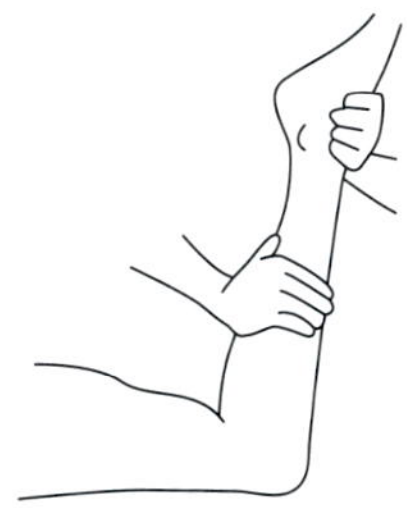
3	침대의 발치에 서서 발목에서부터 엄지수근과 엄지를 이용해서 무릎 뒤 슬와부위 까지 쪼개듯이 압을 주면서 미끄러져내리듯이 쓰다듬기(effleurage)를 한다. 이 동작을 4~5회 반복한다.	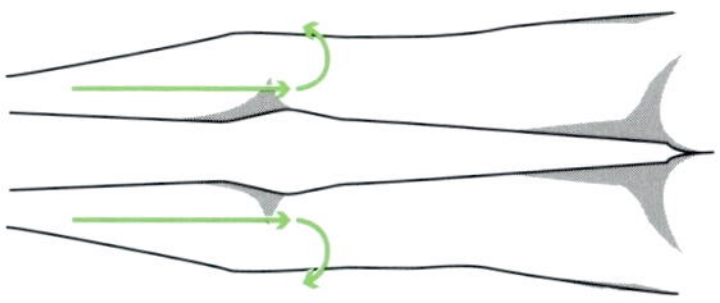
4	**한쪽 다리 쓰다듬기** 양손바닥을 나란히 하여 오른쪽 다리를 발목에서 대 퇴부까지 올라갔다가 옆면따라 내려온다. Crosswise effleurage	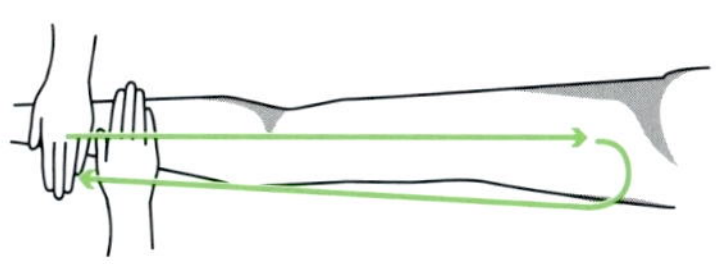
5	1번 동작을 반복한다. 4~5회 반복한다 1~5번 동작을 다른 다리에도 실시한다.	

<table>
<tr><th colspan="3">다리 전면 마사지

오일을 양쪽 다리에 도포하고 한쪽 다리에는 타월을 덮어둔다.</th></tr>
<tr><td>1</td><td>양손으로 다리 쓰다듬기
오른다리를 양 손바닥을 붙여 발목에서부터 슬개골 부분은 피하고 쓰다듬기로 대퇴부까지 올라간 후 다리 옆면따라 내려온다.
이 동작을 4~5회 반복한다.</td><td>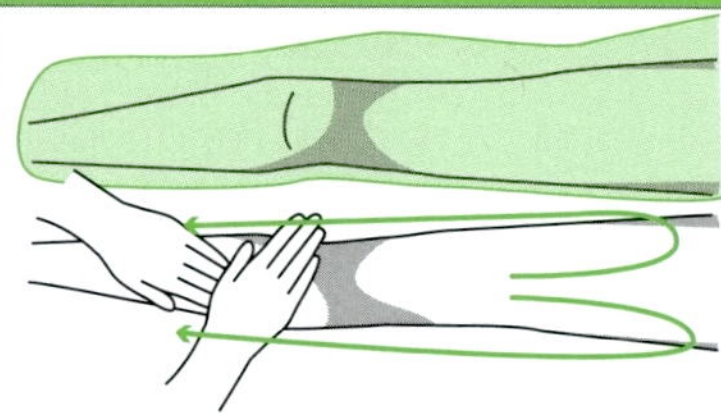</td></tr>
<tr><td>2</td><td>다리상부를 향해 옮겨 간 후 고객의 허리옆으로 선다. 대퇴부에서 무릎까지 reverse effleurage를 한다.
이 동작을 4~5회 반복한다.</td><td>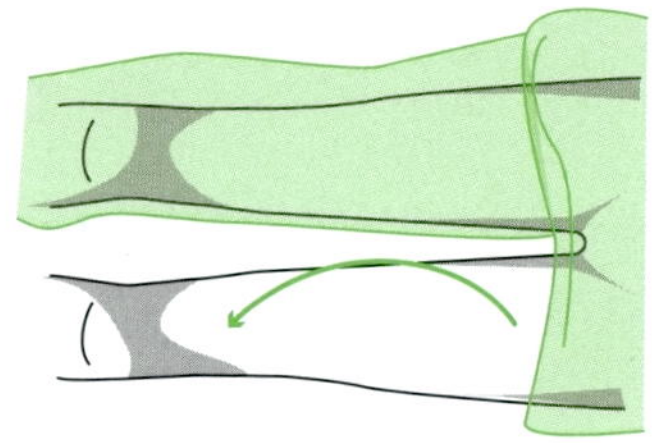</td></tr>
<tr><td>3</td><td>대퇴부 3선 쓰다듬기
대퇴부를 3등분하여 쓰다듬어 올린다.
이 동작을 4~5회 반복한다.</td><td>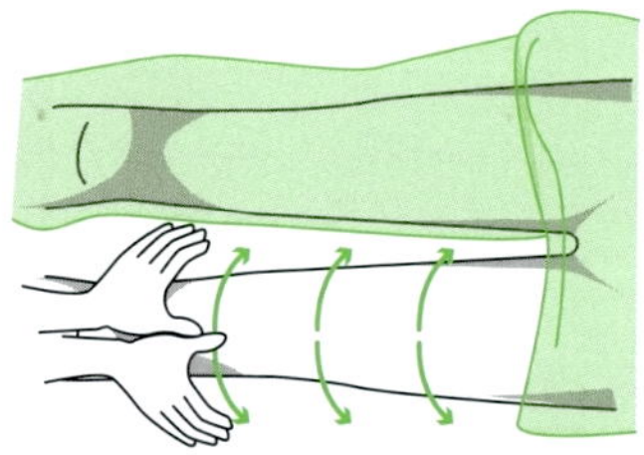</td></tr>
<tr><td>4</td><td>한손으로 무릎을 받치고 다른손의 손바닥을 이용해서 대퇴부의 바깥면에서 둔부를 향해 쓰다듬기(effleurage)를 한다.
이 동작을 4~5회 반복한다.</td><td>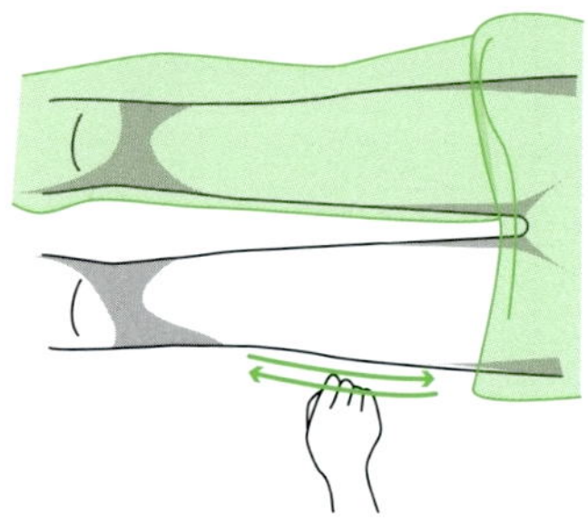</td></tr>
<tr><td>5</td><td>엄지와 둘째 손가락 사이를 벌려 무릎아래를 받치고 한 손씩 교대로 무릎을 쓸어올린다. 4~5회 반복한다</td><td>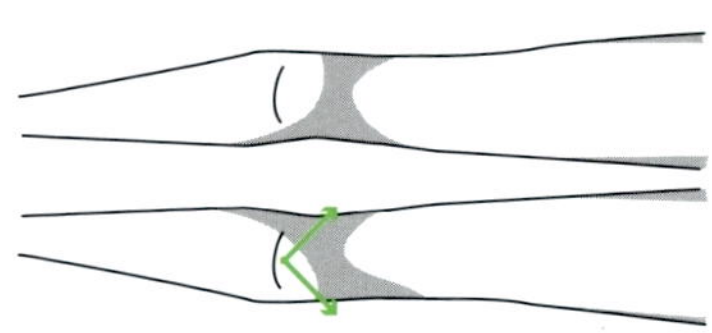</td></tr>
</table>

6	1번과 같이 다리전체를 effleurage한다.
7	**발 마사지** 1) 손가락이나 엄지로 복사뼈주위를 마사지한다. 2) 척골사이에서 발목방향으로 thumb circle 동작을 한다. 3) 발가락으로 미끄러져 올라간다. 4) 양손으로 발을 들고 엄지로 가위질동작(scissor)을 한다. 5) 발가락으로 미끄러져 올라간다. 6) 주무르고 발가락을 스트레치한다

복부마사지		
1	양손을 작은 전나무모양이 되도록 하고는 명치에서 배꼽방향으로 수직으로 내려 쓰다듬어 내리고 손가락을 허리선에서 척추를 향하도록 한다. 배꼽아래까지 들어올리면서 쓰다듬는다. 이 동작을 4회 반복한다.	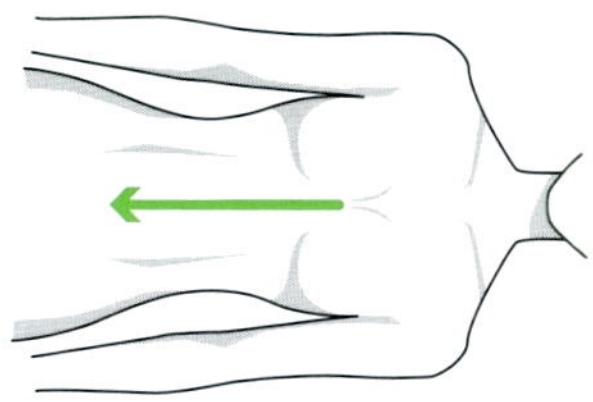
2	시계방향으로 손바닥을 겹쳐서 시계방향으로 손바닥을 편평하게 복부에 대고 허리 아래까지 effleurage를 하고, 흉곽아래에서 흉골까지, 흉골에서 손바닥을 허리아래로 한다. 이 동작을 4회 반복한다.	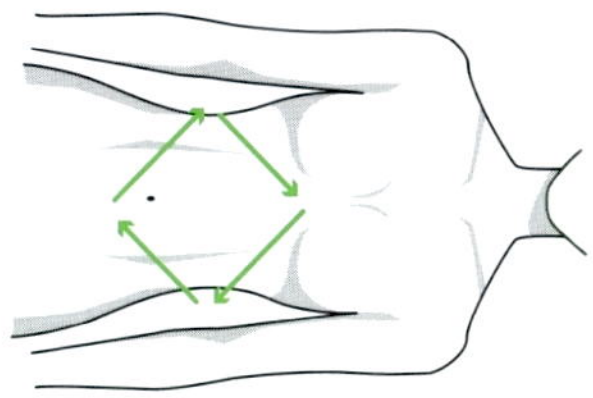
3	손을 손가락근육을 사용하지 않고 가벼운 손바닥 압력을 이용해서 시계방향의 용수철모양의 원을 배꼽을 중심으로 하여 그린다. 손바닥에 힘을 주어 배꼽으로부터 약 7.5cm의 큰 원을 만들고 시계 방향으로 돌면서 점점 작은 원을 만든다. 한번 만 실시한다.	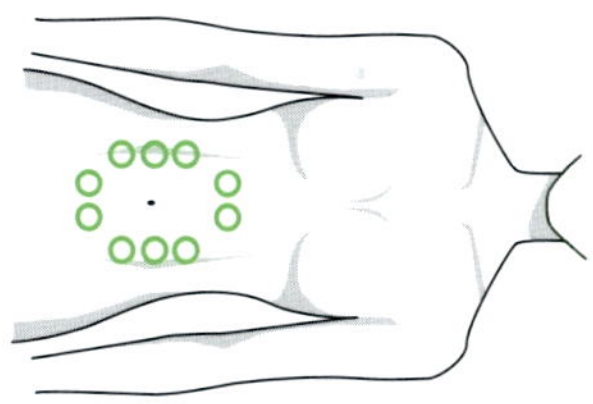
4	Head hand를 Tan Den 위치에서 옮겨서 foot hand와 1인치정도 간격을 두고 결장의 방향(상행→횡행→하행)을 따라 양손으로 번갈아서 쓸어올리기를 한다. 6회를 실시한다.	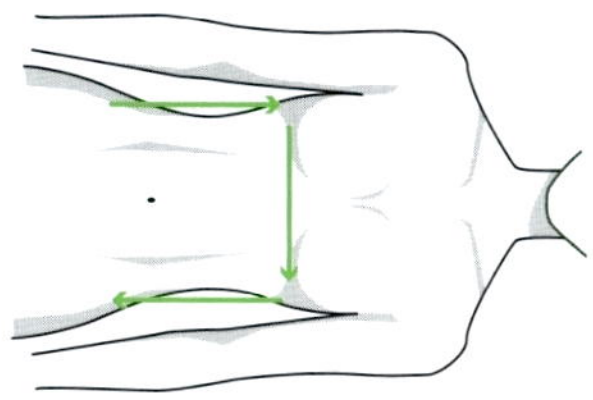

5	허리를 들어서 양손바닥이 배꼽부위에서 만나도록 한 후 압력을 주어 바깥쪽으로 내린다. 이 동작을 4회 반복한다. 마지막 동작을 한 후에는 다음 동작을 하기 위해 head hand를 들어올린다	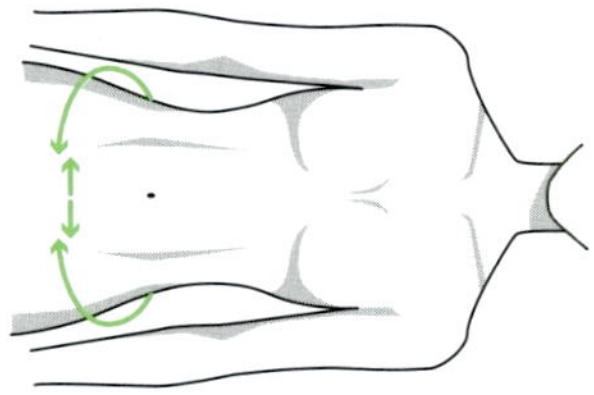
6	이 동작을 힙에서 흉곽까지 실시하는데, 고객의 체격에 맞게 3~4부위를 실시한다. 반대편에 실시하기 위해서는 얼굴을 고객을 향하도록 돌려서 foot hand로 동작을 시작한다. 이 동작을 4회 반복한다.	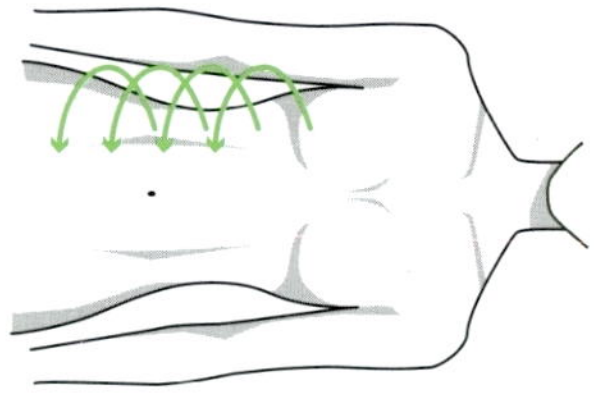
7	1번 동작과 같이 effleurage 동작을 반복한다.	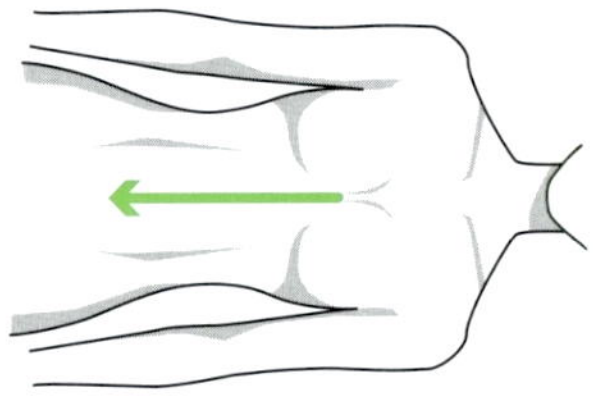
	타월을 이용해서 고객이 따뜻하도록 덮어준다.	

팔마사지(arm massage) 오일을 바른다.		
1	팔의 뒷면에서부터 시작하여 팔전체와 어깨에까지 압력을 주면서 effleurage 동작을 하고 내려올 때에는 힘을 뺀다.	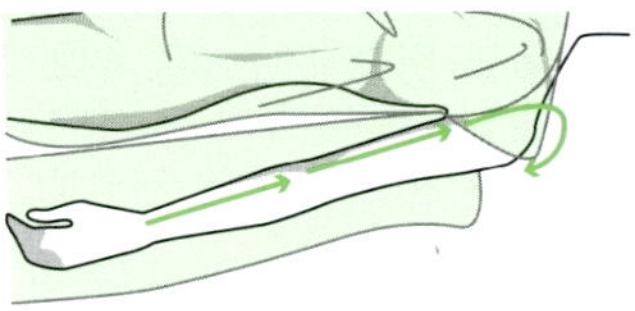
2	손을 반대편 어깨로 옮겨서 팔꿈치에서 어깨까지 effleurage를 한다. (상완에 effleurage하기)	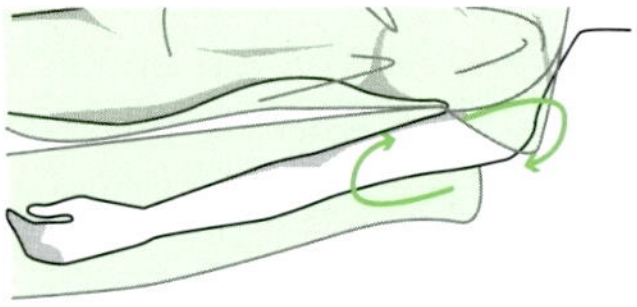

3	손목에서 시작해서 팔꿈치를 향해 팔 안쪽에 비비기 동작을 실시한다. 팔 안쪽에 안쪽으로 향하는 원을 그리기 위해 양손 엄지를 사용한다.	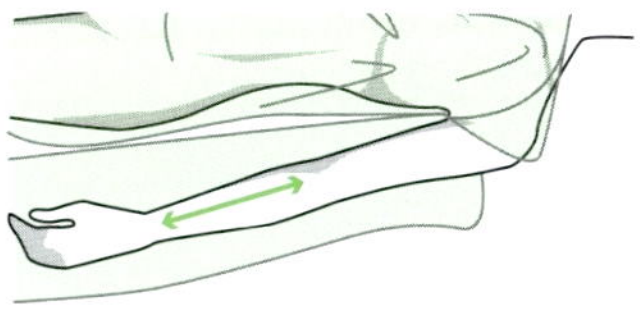
4	손바닥을 펴서 엄지를 이용해서 팔의 안쪽에friction 동작을 한다.	
5	손을 돌려서 손목, 손등과 손가락을 마사지한다.	
6	1번 동작을 반복한다.	
	반대편 팔에도 반복한다.	

데콜테 마사지 오일을 어깨, 목, 얼굴 전체에 펴바른다.		
1	흉쇄유돌근을 따라 내려와 데콜테, 액와를 지나 어깨에서 승모근, 그리고 후두부까지 effleurage를 한다. 이 동작을 4회 반복한다.	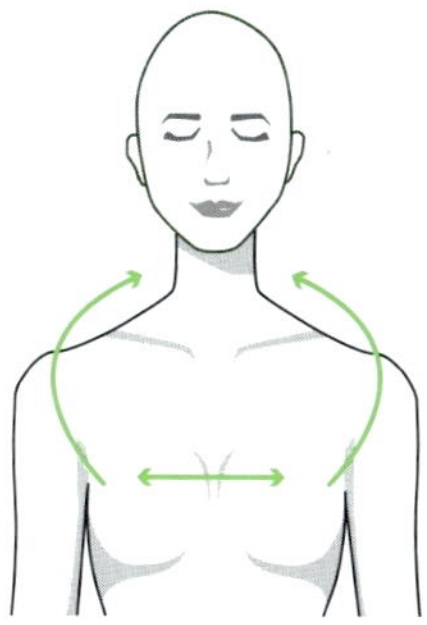
2	흉쇄유돌근에서 시작하여 데콜테를 거쳐 액와에서 어깨를 지나 후두부에 이르는 부위에 원을 그리면서 knuckling 동작을 느리게 실시한다. 이 동작을 4회 반복한다.	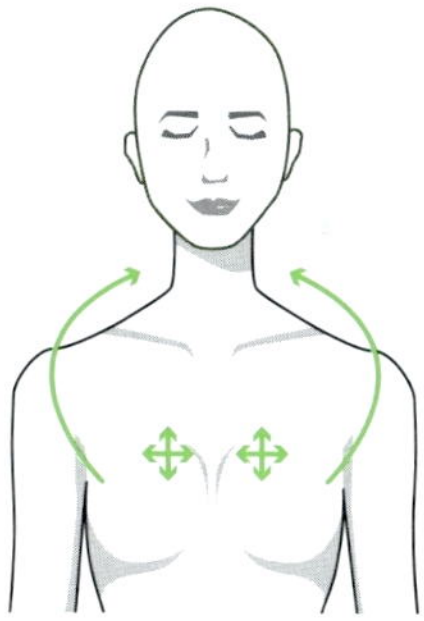

3	1번동작 반복한다.	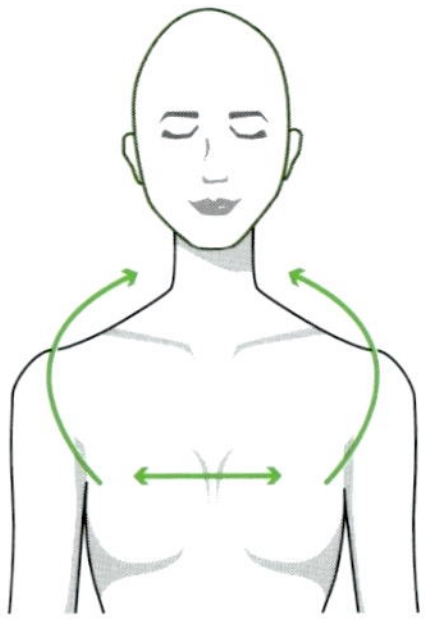

얼굴 마사지		
1	양손 끝을 귀밑에 가볍게 대는 것으로 동작을 마무리한다. 손가락을 턱선을 따라 턱으로 미끄러지듯 옮겨오고, 볼 전체에 삼각형모양이 되도록, 손가락을 코의 측면을 따라 올라가서 관골을 가로지르는 동작을 한다.	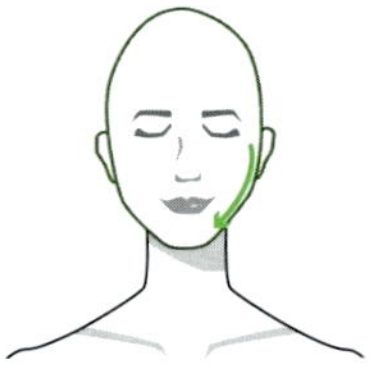
2	약지를 이용해서 눈주위에 원을 그리는 동작을 한다.	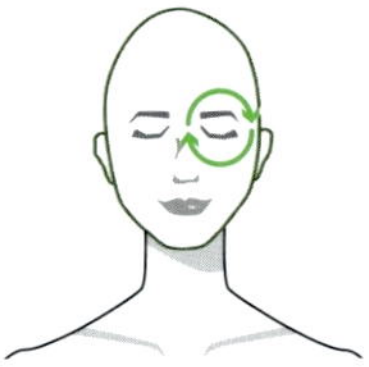
3	손가락을 관자에 가볍게 두고 엄지를 겹쳐서 이마 중앙에서 헤어선까지 지압을 한다. 이 동작을 한 번만 실시한다. 같은 부위를 엄지를 번갈아서 쓸어올린다. 이 동작을 4회 반복한다.	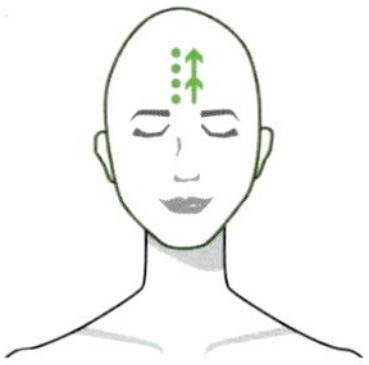
4	손가락을 관자부위에 가볍게 대고 눈썹위 중앙에서 엄지폭 만큼씩 옆으로 옮겨가면서 관자부위에까지 지압을 실시한다. 손바닥으로 이 부위를 쓰다듬는 것으로 마무리한다	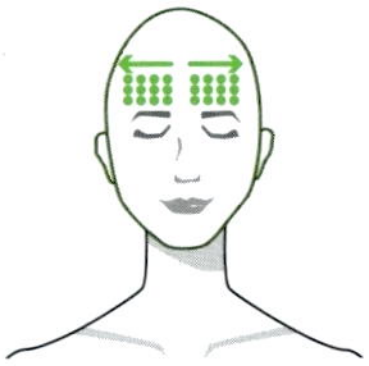

4	① breathing(심호흡) 피부타입에 맞는 에센셜 오일을 희석하여 손에 묻혀 얼굴위에 올려 향을 흡입하게 하여 고객과 교감을 나눈다. ② 이마 - 볼 - 턱 위에 가볍게 손을 올려 오일을 가볍게 묻혀둔다	
5	왼손부터 시작해서 양손을 번갈아서 하악골 쓰다듬기 동작을 한다. 이 동작을 4회 반복한다.	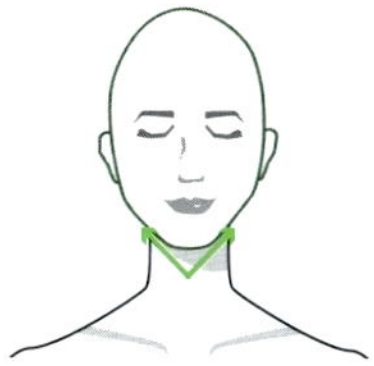
6	3차 신경 이완 광대뼈 포인트(cheek pressure points)-관골을(영향 - 거료 - 권료-하관-이문) 가볍게 손바닥으로 아문까지 쓰다듬기한다.	
7	손가락을 턱부위에서 코를 향하여 끌어올려서 코부위를 이마 방향으로 쓸어올리는 동작을 계속한다.	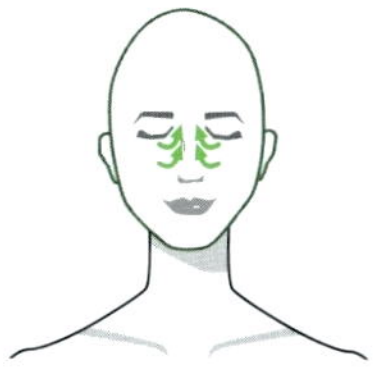
8	이 동작을 이마부위까지 계속한다. 양 손바닥 전체를 이용해서 이마전체를 쓸어올리는 동작을 한다. 이 동작을 오른편에서 왼편으로 실시한다.	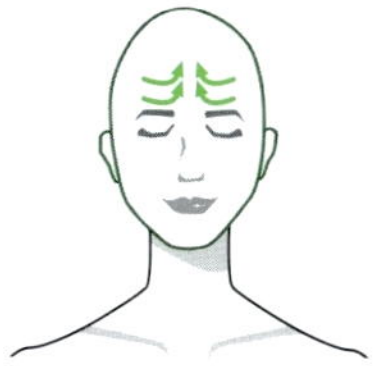
9	약지를 이용해서 눈주위에 원을 그리는 동작을 한다.	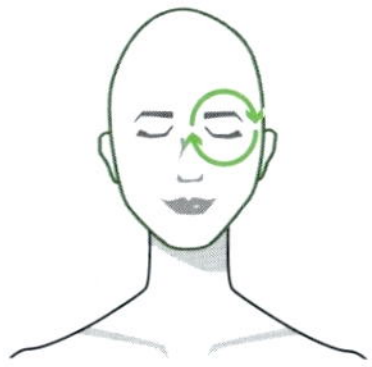
10	제6차크라(인당) 이완 손가락을 관자에 가볍게 두고 엄지를 겹쳐서 이마 중앙에서 헤어선까지 지압을 한다. 이 동작을 한 번만 실시한다. 같은 부위를 엄지를 번갈아서 쓸어올린다. 이 동작을 4회 반복한다.	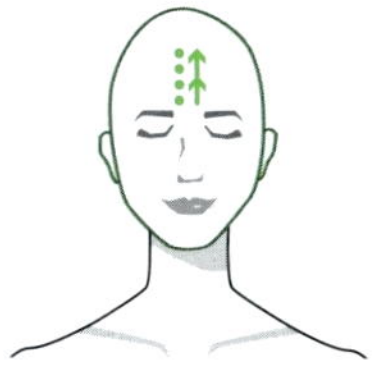

11	손가락을 관자부위에 가볍게 대고 눈썹위 중앙에서 엄지폭 만큼씩 옆으로 옮겨가면서 관자부위에까지 지압을 실시한다. 손바닥으로 이 부위를 쓰다듬는 것으로 마무리한다.	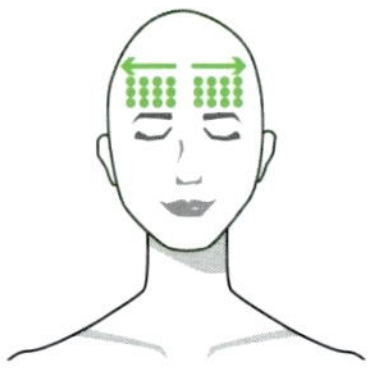
12	**관자부위마사지** 4손가락을 이용해서 관자놀이 부위를 넓게 나선형 그리기 한다.	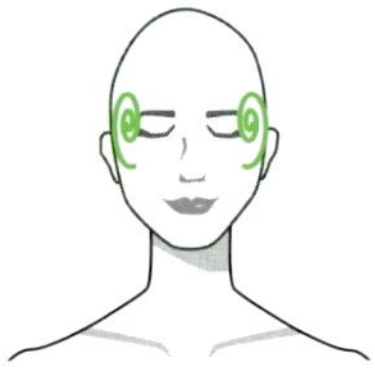
13	**Effleurage of face** 얼굴 전체를 (이마 – 눈 – 볼 – 턱) 중앙에서 외측으로 가볍게 쓸어 내려 준다.	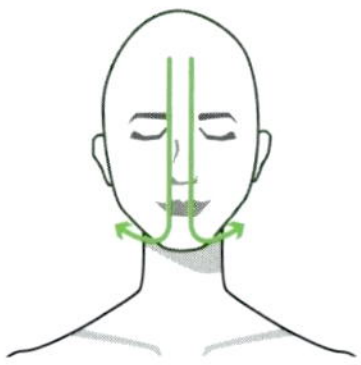
14	엄지를 이마에 대고 2,3지를 이용해서 바로 눈밑에 관골부위에 지압을 한다. 바깥방향으로 지압을 하면서 이 동작을 볼 전체에 3줄 정도로 지압을 한다.	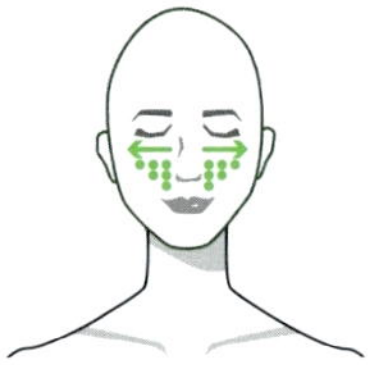
15	승장점에만 엄지를 이용하고, 찬죽, 동자료, 거료, 지창 지압부위에는 약지를 이용해서 부위에 지압을 실시한다. a) 승장: 안면과 입주위에 긴장 b) 지창: 안면긴장, 복통 c) 거료: 치통 d) 찬죽: 두통, 눈의 피로 e) 동자료: 눈에 관련된 증상, 두통	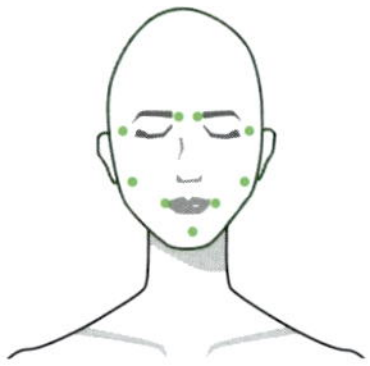
	1~6번 동작과 동일하게 얼굴전체에 쓰다듬기 동작을 한다.	

두피 마사지		
1	흉쇄유돌근을 따라 내려와 데콜테, 액와를 지나 어깨에서 승모근, 그리고 후두부까지 effleurage를 한다. 이 동작을 4회 반복한다. 마지막 동작에서는 동작을 두피까지 연장한다.	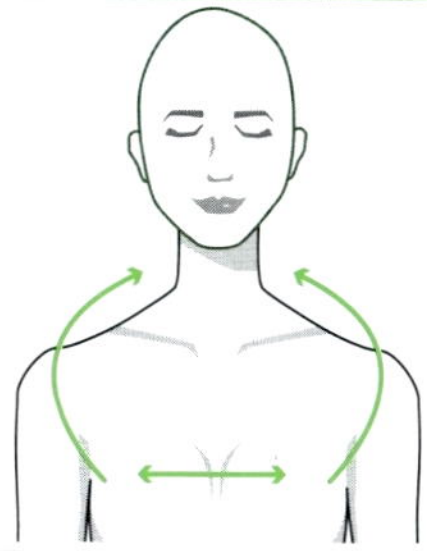
2	엄지와 손가락을 이용해서 손가락을 후두부에 대고 가볍게 힘을 주어 두피 전체를 원을 그리듯이 움직여준다. 손을 움직여가면서 두피전체에 이 동작을 반복하여 실시한다.	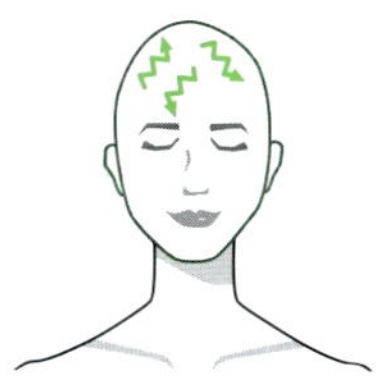
3	**쓰다듬고 지압** a) 엄지를 포개어서 정수리부위에서부터 뒤통수의 중앙부위에(governing vessel) 가볍게 쓸어내리는 동작을 한다. 엄지를 포갠 상태로 뒤통수 중앙부위에 지압을 한다. 이 동작은 머리의 긴장을 해소한다. b) 두피의 방광경락부위에 양 엄지를 각각 대고 아주 가볍게 후두부까지 쓸어내리는 동작을 한다. 동일한 부위를 압을 주어 지압한다. 이 동작은 두통과 스트레스를 해소한다.	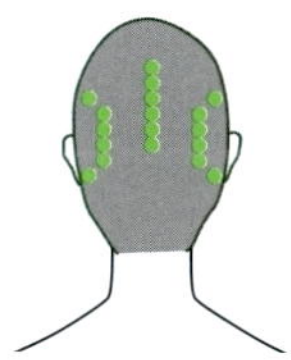
4	**후두부 지압** 머리를 들어서 약지를 포갠 후 후두부 바로 밑의 governing vessel 부위에 댄다. 검지로 담낭 경락부위를 찾은 후, 중지를 구부리면 자연히 방광경락부위에 위치하게 된다. 이 다섯점을 지압한다. 이 동작은 고객이 통증을 느낄 수 있으나 매우 시원한 동작이다. 이 지압법은 스트레스, 긴장과 울혈증세를 해소한다.	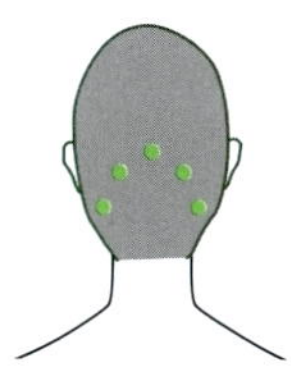
5	흉쇄유돌근에서 테콜테, 액와 어깨, 승모근을 지나 후두부에 이르는 effleurage를 하여 두피까지 이 동작을 연결하여 손끝으로 모발을 잡아서 가볍게 당기는 동작을 한다. 이 동작을 5회 반복한다.	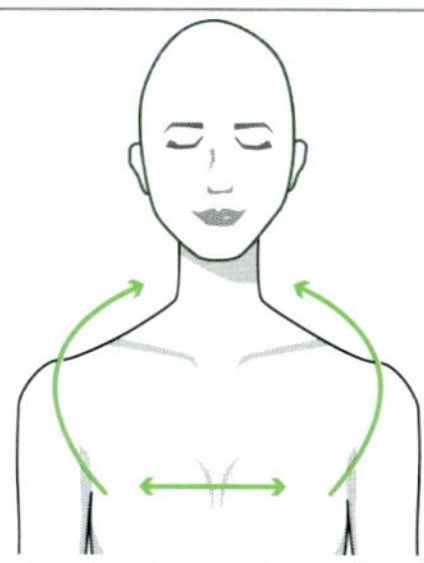
6	두피전체를 쓰다듬는 동작으로 마사지를 마무리한다.	
	고객이 따뜻하도록 덮어준다.	

제 6 장

아로마테라피 DIY

제6장
아로마테라피 DIY

1. 기본도구들

● 핫플레이트

간편하게 핫플레이트를 많이 사용하지만, 비누베이스를 녹일 경우에는 핫플레이트 대신에 전자렌지를 사용하거나 가스렌지를 사용하기도 한다. 열의 온도를 조절할 수 있어서 편리하게 사용할 수 있다.

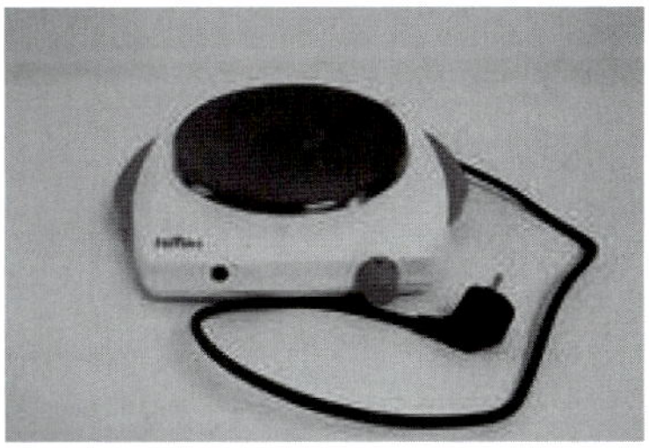

● 저울

정밀하게 재료의 양을 결정해야 되는 경우가 많아서 전자저울을 권장한다.

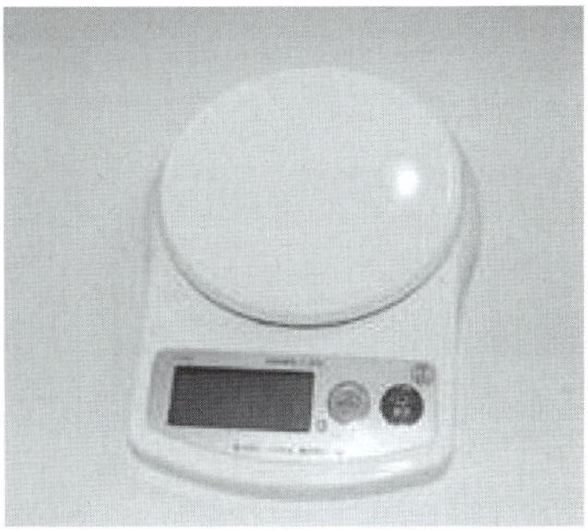

● 온도계

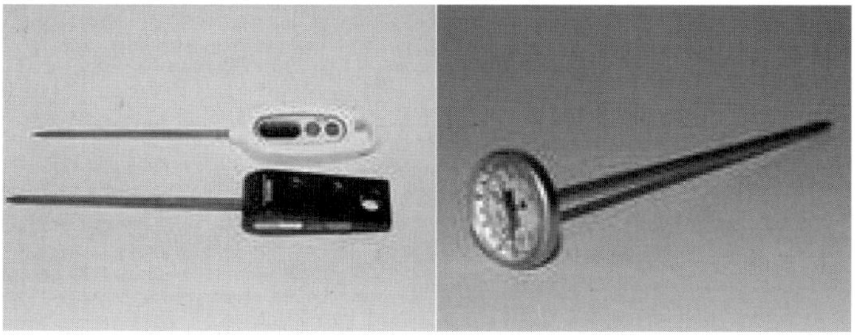

유리온도계나 스텐 온도계 등을 많이 사용한다. 전자온도계는 온도를 맞추는 기능도 있지만, 가격이 고가이다.

● 비이커

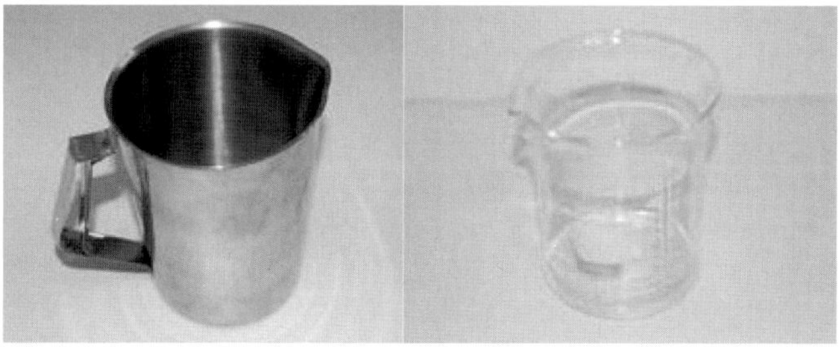

스텐비이커와 유리비이커, 플라스틱 비이커 등이 있다. 스텐비이커는 깨질 염려가 없어서 가성소다가 들어가는 비누 등을 만들 때 유용하게 사용할 수 있다.

유리비이커는 매번 소독을 하고 화장품을 만들 때 많이 사용한다.

● 비누틀

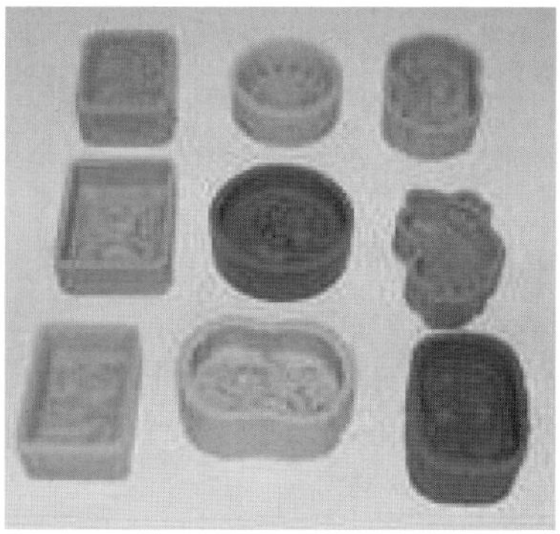

플라스틱 비누틀, 실리콘 비누틀 등이 있다. 비누를 빼기가 편리해서 실리콘 비누틀이 많이 사용된다.

● 블렌더

화장품용 블렌더와 비누용 블렌더는 철저히 구분해서 사용하도록 한다. 가성소다나 가성가리를 다루기 때문에 비누용 블렌더를 화장품용 블렌더로 사용하지 않는다.

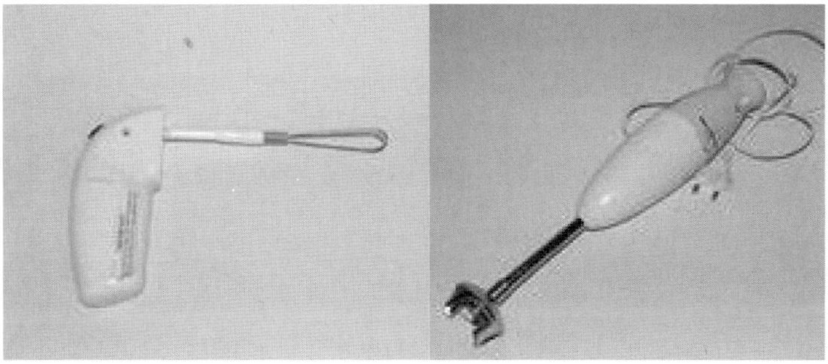

● 시약스푼

가성소다, 가성가리 등 위험물질이나 색소, 첨가물등을 넣을 때 사용한다.

● 주걱

실리콘으로 된 주걱을 많이 사용한다. 내용물을 깔끔하게 용기에 담을 수 있도록 도와준다.

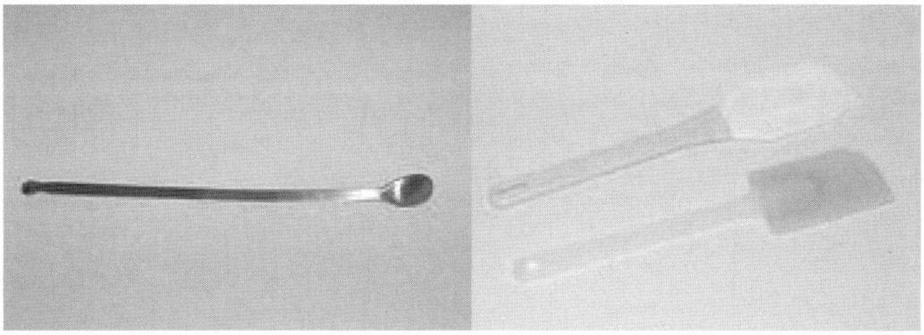

● 비누커터

똑같은 크기로 자를 수 있도록 도와준다.

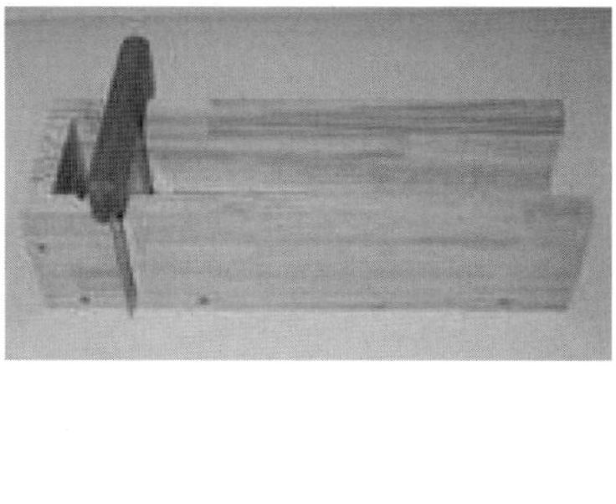

(1) 위생과 소독

천연 화장품을 만들 때는 완성품의 산화를 최대한 줄이고, 지연시키기 위해서 사용하는 모든 도구와 용기들의 살균 소독을 마친 후 작업을 시작 한다. 용기를 소독할 때 열소독을 못할 경우에는 소독용 알콜을 이용한다.

(2) 계량스푼 사용법

1.25ml = 1/2 TEASPOON

2.5ml = 1/4 TEASPOON

5ml = 1 TEASPOON = 1tsp

15ml = 1 TABLESPOON = 1tbsp

200ml = 1 Cup

2장. 비누만들기

● 비누란

지방산유지 + 가성소다 ──────▶ 비누 + 글리세린
비누화

비누는 지방산유지(산)와 가성소다(알칼리)가 만나서 비누화 반응이 일어나 만들어진다. 이 과정속에서 부산물인 글리세린도 생긴다. 이때 만들어지는 비누는pH 9~9.5 정도의 약알칼리를 띠게 된다.

◇ 천연비누의 장점

비누를 만드는 과정 속에서 부산물로 글리세린이 생긴다. 이때 생기는 글리세린은 보습력이 뛰어난 천연의 물질이다.

천연 비누는 천연 원료만을 사용해 화학물질을 넣지 않고 만들어져서 피부에 자극을 거의 주지 않는다. 시중의 비누는 상품성을 위해 화학성분을 넣어야 한다. 유통기한을 길게 하기 위해 방부제도 첨가된다.

피부 타입에 맞춰서 천연 원료와 첨가물을 넣어 나만의 맞춤 비누를 만들 수 있다.

빠른 분해(24시간 이내 물과 탄산가스로 분리)로 인해 환경 오염을 줄일 수 있다.

(1) 녹여붓기 비누(MP 비누)

비누베이스를 녹여서 천연색소와 에센셜오일과 기타 첨가물을 넣어 손쉽게 만들 수 있고, 만들고 나서 즉시 사용할 수 있는 장점이 있다.

- **재료** : 비누베이스 100g, 글리세린(또는 캐리어오일) 5ml, 핑크클레이 1tsp, 라벤더 20방울

● **만드는 법**

1. 비누베이스를 중탕해서 녹인다.

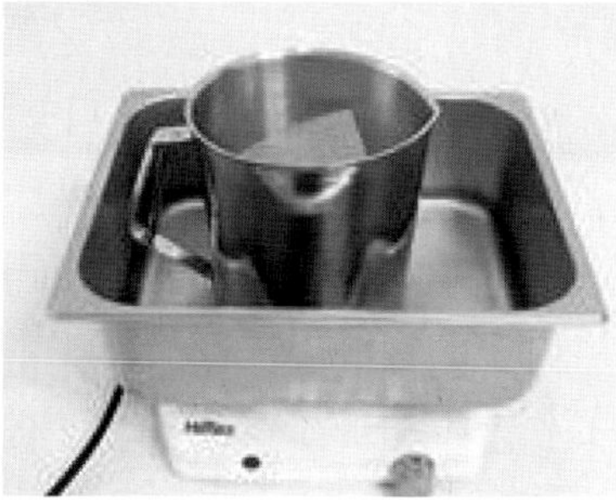

2. 비이커에 글리세린이나 캐리어오일을 넣고 핑크클레이를 넣어 미리 개어놓는다.

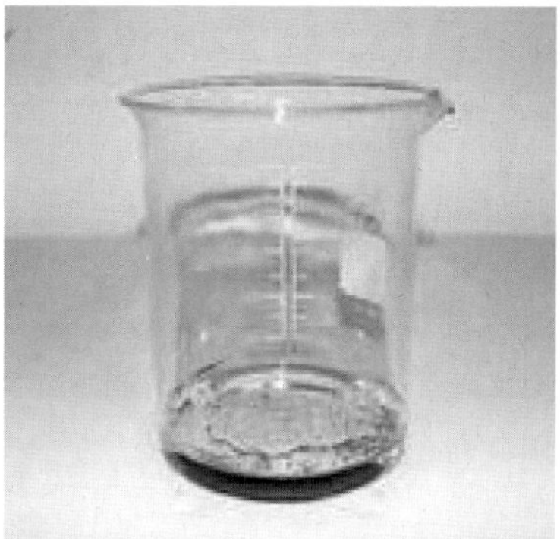

3. 2를 1에 넣어 잘 섞어준다.

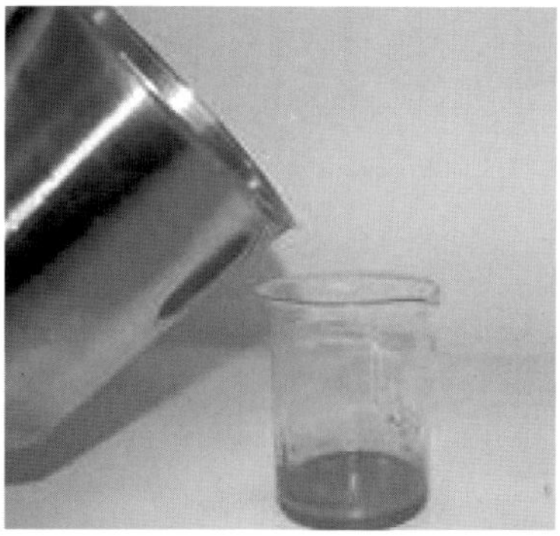

4. 3에 라벤더를 떨어뜨려 잘 섞어준다.

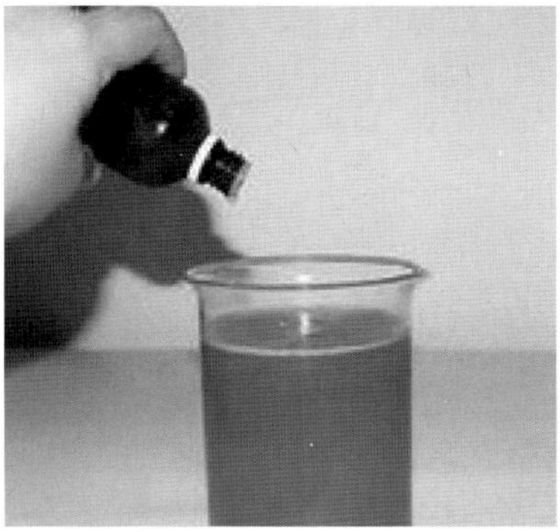

5. 4를 비누틀에 부어준다.

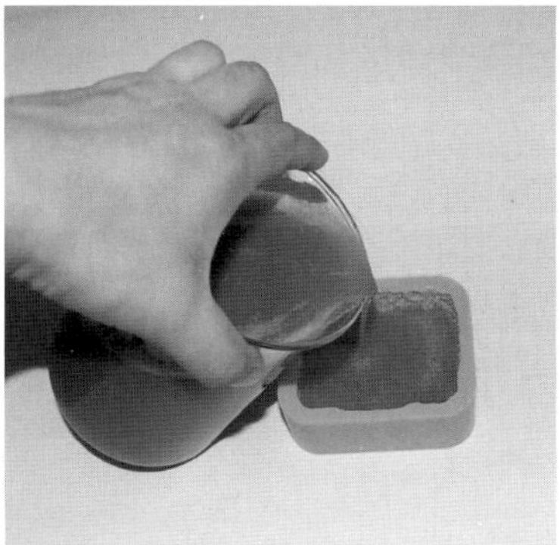

6. 표면에 거품이 생기면 알콜을 분사해서 거품을 제거해준다.

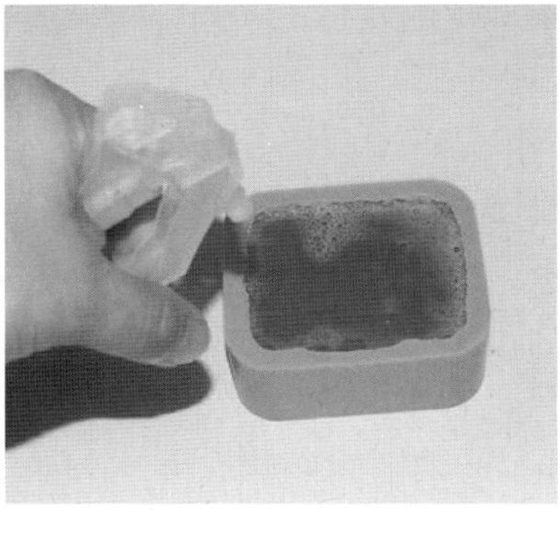

7. 완전히 굳었을 때 비누틀에서 빼낸다.

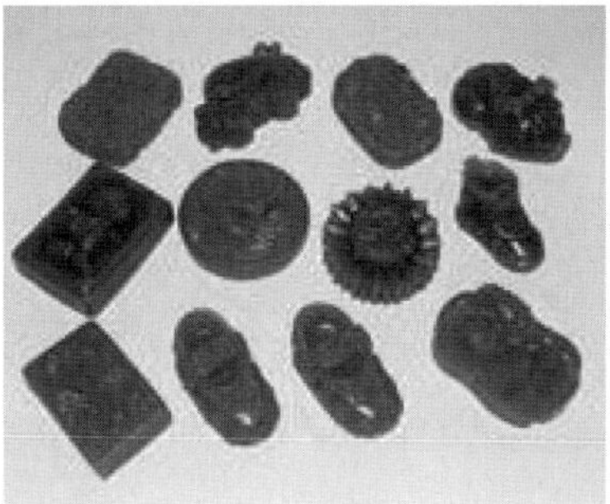

1) 여드름 피부를 위한 그린 클레이 비누

그린클레이는 피부의 노폐물과 독소 배출에 사용하며, 특히 지성피부, 여드름 피부, 모공이 너무 넓은 피부에 사용하면 효과적이다.

- **재료** : 비누베이스 100g, 호호바오일 5ml, 그린클레이 1tsp, 라벤더 6방울, 티트리 6방울, 베가못 8방울

2) 아토피 피부를 위한 유노하나 비누

유노하나는 일본 벳부 지방에서 생산되는 천연 입욕제로 각종 피부병, 발진, 아토피 피부, 가려움증 피부 등에 효과적이고, 자극이 적어 어린아이에게도 사용할 수 있다. 노란 빛을 띄는 유노하나에 저먼카모마일을 넣게 되면 연두색으로 바뀌게 된다.

- **재료** : 비누베이스 100g, 카렌듈라오일 5ml, 유노하나 1tsp, 라벤더 10방울, 저먼카모마일 5방울, 네롤리 5방울

3) 여드름 피부를 위한 그린 클레이 비누

그린클레이는 피부의 노폐물과 독소 배출에 사용하며, 특히 지성피부, 여드름 피부, 모공이 너무 넓은 피부에 사용하면 효과적이다.

- **재료** : 비누베이스 100g, 호호바오일 5ml, 그린클레이 1tsp, 라벤더 6방울, 티트리 6방울, 베가못 8방울

4) 건성피부를 위한 보습비누

쉐어버터는 보습과 영양을, 진주가루는 피부재생과 미백 작용을 해서 건성피부에 알맞게 사용할 수 있다.

- **재료** : 비누베이스 100g, 쉐어버터 5g, 진주가루 1/2 tsp, 라벤더 8방울, 팔마로사 6방울, 로즈우드 6방울

5) 유아를 위한 비누

자극이 적고 보습력이 좋은 비누이다.

- **재료** : 비누베이스 100g, 우유 또는 꿀 1tsp, 라벤더 5방울, 로만카모마일 3방울, 네롤리 6방울

6) 알로에쥬스 비누

생알로에를 갈아서 즙을 내린 물을 이용한다.

알로에가 들어있어서 보습효과가 뛰어나다. 수분이 많으므로 글리세린과 비타민 E가 분리되지 않도록 천천히 잘 저어서 섞어준다. 산화가 빠르므로 가급적 빨리 사용한다.

- **재료** : 비누베이스 100g, 알로에쥬스(생알로에를 속알맹이만 갈아서 즙을 내린다.) 20g, 글리세린 3g, 비타민 E 1g, 제라늄 8방울, 팔마로사 8방울, 페초울리 4방울

(2) 저온(Cold Processing)비누

일명 저온법 비누라고 하며 온도를 거의 높이지 않아 식물성 오일들이 가지고 있는 좋은 성분들이 그대로 남아 있어서 촉촉하고 부드러운 비누를 만들 수 있다. 만든 후 30일~40일 정도의 숙성기간을 필요로 한다.

● Basic 비누

거품이 풍부하고 세정력이 좋은 코코넛오일, 비누가 단단해지는 역할을 하는 팜 오일, 보습과 영양이 풍부한 올리브오일을 함께 사용하여 보습, 거품내기, 굳기가 가장 이상적인 비누이다.

- **재료** : 정제수 250g, 가성소다 104g, 올리브오일 250g, 코코넛오일 250g, 팜오일 250g, 라벤더 200방울(10ml)

- **만드는 법**

1. 올리브오일, 코코넛오일, 팜오일은 한 용기에 계량해서 준비한다.

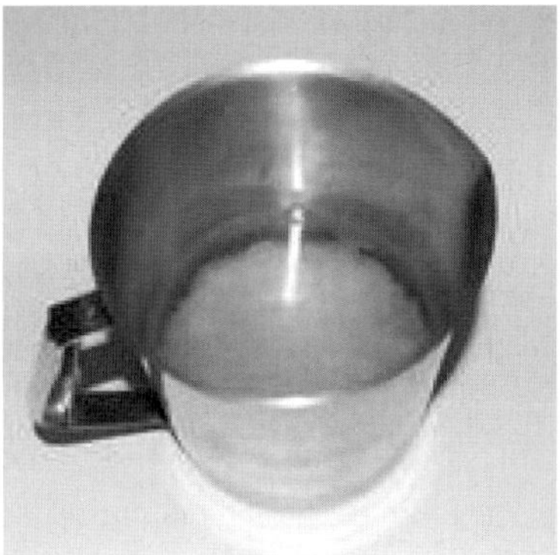

2. 용기에 정제수를 준비한다.
3. 정제수가 있는 용기에 가성소다를 천천히 넣으면서 완전히 녹을 때까지 저어준다.(가성소다가 녹아있는 물을 잿물이라고 한다)

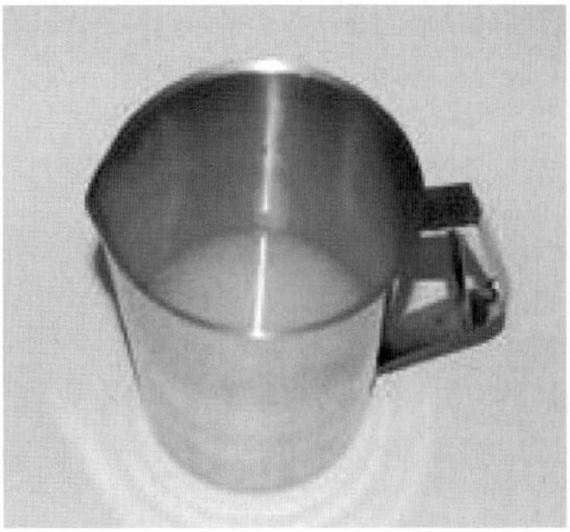

4. 가성소다가 녹은 3의 물을 40도~45도 정도로 식혀둔다.
5. 계량해 두었던 식물성 오일들을 모두 한 용기에 넣어 40도~45도가 될 때까지 가열한다. (왁스형태의 오일들은 완전히 녹여준다)
6. 두 용기의 내용물이 일정 온도가 되면, 가성소다가 녹아있는 물을 식물성 오일들에 넣어주면서 주걱으로 잘 섞어준다.

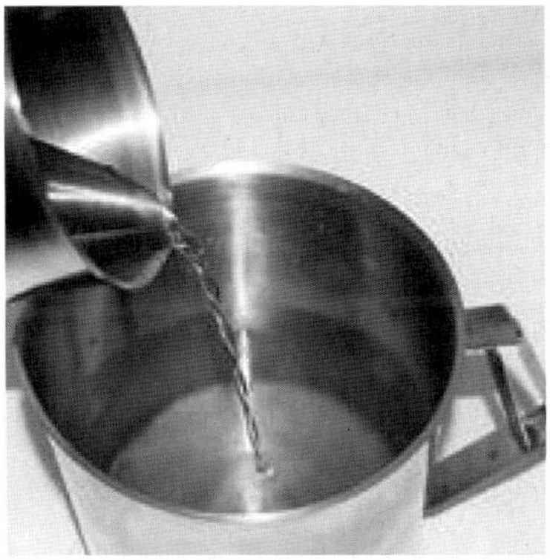

7. 트레이스가 일어날 때까지 주걱과 블렌더를 번갈아 사용해서 섞어준다.

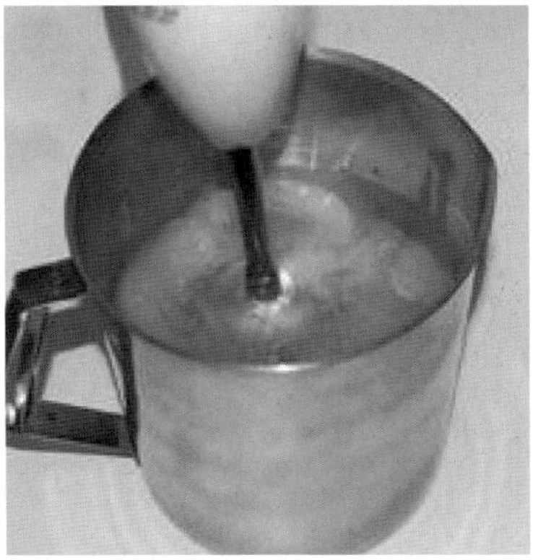

8. 트레이스가 거의 완성되기 직전에 원하는 분말이나 드라이허브를 첨가한다.

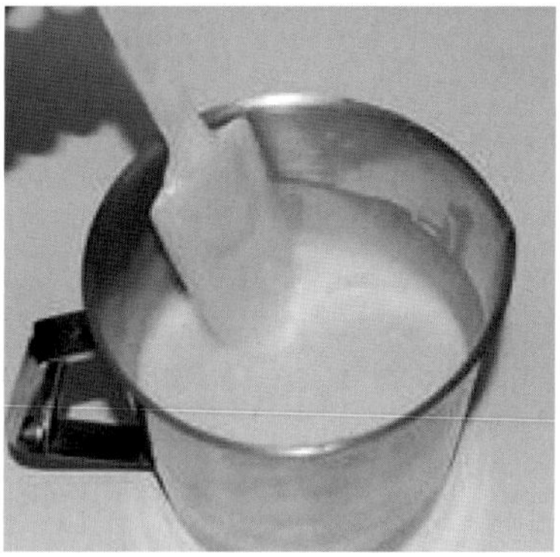

9. 트레이스가 일어나면 라벤더를 첨가한다.
10. 틀에 부은 다음 뚜껑이 있을 때는 뚜껑을 덮어주고, 비닐 등으로 밀봉을 해준 다음 틀 전체를 타월로 감싸서 24~48시간 동안 보온을 해준다.

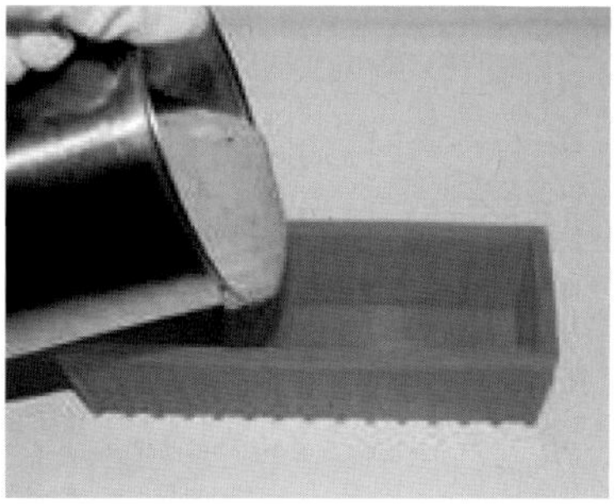

11. 24~48 시간이 지난 후 비누를 꺼낸 다음 원하는 크기로 잘라서 4~6주 정도 숙성시킨 후 사용한다.

● 트레이스(trace)판별법

비누가 걸쭉해지면서 죽과 같은 상태가 되었을 때 트레이스가 일어났다고 이야기한다. 대략 10분에서 1시간까지 지방산 오일의 종류에 따라 다양하다. 핸드 블렌더를 이용하면 시간이 더 짧아질 수 있다.

올리브 오일은 트레이스까지 시간이 오래 걸리고, 팜 오일, 미강 오일, 피마자 오일, 밀랍 등은 빨리 일어난다.

트레이스가 일어나고 오래 방치하거나 계속 저어주면 비누가 서서히 굳어져서 틀에 넣을 때 어려워진다.

● 디스카운트

가성소다의 양을 강제로 줄여서 비누에 오일을 남게 하는 것을 말한다. 가성소다와 반응하지 못해 남아있는 오일들은 비누를 부드럽게 만들어주고 피부를 좀더 촉촉하게 할 수 있는 역할을 한다. 보통 5%~15%의 디스카운트를 하지만, 너무 많이 할 경우 산패가 빨리 이루어진다.

● 슈퍼펫

비누화가 되고 나서 보습과 영양을 위해 오일을 더 넣어주는 것을 말한다. 아기를 위한 비누나, 아토피 피부 등에 많이 사용되며, 디스카운트를 안한 상태에서 1kg당 대략 50g을 첨가하거나, 5% 정도 디스카운트 한 상태에서 30g 정도를 첨가한다.

● 비누화값

각각의 유지성분(식물성 오일, 동물성 오일, 버터류 등) 1g 이 비누가 되는데 필요한 가성가리나 가성소다값을 말한다.

예) 올리브오일 250g을 사용할 때 필요한 가성소다의 양을 구하는 방법

-올리브오일의 가성소다값 0.1340 * 250g = 33.5g 이 필요하다.

● 저온비누 만들 때 주의사항

1. 초보자들은 기존에 나와 있는 레시피에서 몇 가지 오일들만 교환해 레시피를 만들어본다.
2. 아토피피부나 민감한 피부는 포화지방산 함량을 줄이고 불포화 지방산의 함량을 높인다.

3. 세정이 잘 되어야 하는 지성, 여드름 피부일 경우 일반 레시피에서 포화지방산의 함량을 높여준다.
4. 피부 타입별, 계절별로 맞는 레시피를 만든다.
5. 수분이 날아가는 것을 고려해 레시피를 만든다.
6. 지성피부도 겨울철에는 보습과 영양을 고려해서 만든다.
8. 천연색소를 이용해 비누에 색을 주고 비누의 특성에 맞는 첨가물을 정한다.

● 저온비누 레시피 만들기

1. 원하는 비누를 만들기 위해서는 우선 사용할 오일의 종류와 양을 정한다.
2. 물의 양을 정한다. 오일 전체양의 30~40%가 적당하다.
3. 가성소다의 양은 각 오일이 가진 비누화 값에 그 오일 양을 곱한 값을 합한 양으로 정한다.

ex) 올리브오일 250g*0.134)+(팜오일 250g*0.141)+(코코넛오일 250g*0.19)= 116.2g

- 가성소다 계산기는 인터넷에 많이 올려져 있어서 수치만 넣으면 가성소다 양이 나오게 되어있다.

4. 좀더 촉촉하고 부드러운 비누를 만들기 위해 디스카운트를 한다. 디스카운트는 5~10%로 정도로 한다.
5. 첨가물 중 색소는 색을 낼 정도만 넣는다.
6. 에센셜오일은 전체 양의 1% 이하로 넣어준다.
7. 슈퍼펫오일은 아토피나 건성, 트러블이 심한 피부를 위해서 하는 경우가 많은데 5~10%로 정도로 첨가한다. 너무 많이 넣으면 산패가 빠르기 때문에 유의한다.

(3) 고온비누(Hot processing)

비누화가 된 후에도 열을 계속 가해서 비누를 만드는 방법이다. 만드는 과정 속에서 계속 열을 가하므로, 가성소다가 대부분 반응해서 숙성 기간이 CP비누에 비해 2주 정도로 짧아진다. CP 비누는 불투명인데 반해 HP 비누는 투명하게 된다.

● Basic 비누

팜, 코코넛, 피마자오일을 사용하여 보습, 거품내기, 굳기가 가장 이상적인 비누이다.

에탄올은 순도 95% 정도의 순도가 높은 것을 사용하고, 전체 용량의 30~35%를 사용한다.

글리세린은 전체 양의 8~12%를 첨가하며, 첨가량이 많아지면 비누가 물러지고, 표면에 물방울이 맺히게 되므로 적정량을 첨가한다.

설탕은 비누를 고온비누를 만들 때 투명하게 하는 역할과 보습을 주는 기능을 하며 필요량은 전체 양의 7~8%가 적당하다.

- **재료** : 정제수 90g, 가성소다 82g, 팜오일 100g, 코코넛오일 100g, 피마자오일 100g, 에탄올 93g, 글리세린 46g, 정제수(설탕을 녹이는데 사용되는) 53g, 설탕 37g, 에센셜오일 약 6~7ml

- **만드는 법**

1. 트레이스가 일어날 때 까지의 과정은 저온비누와 같다.
2. 트레이스가 발생하면 용기의 윗부분을 약간 두꺼운 비닐로 덮고 고무줄로 묶어 밀봉하고, 30분 정도 중탕을 해준다.
3. 30분 정도 가열한 후 젤 상태가 되었을 때 비닐을 벗기고 잘 섞어준다.
4. 다시 밀봉하여 1시간 30분정도 중탕을 한다.
(작업시간을 단축하려면 20분 간격으로 비누를 섞어주고, 1시간 정도 중탕을 한다.)
5. 밀봉을 풀고 글리세린과 에탄올을 잘 섞은 뒤 비누액에 부어준다. 핸드 블렌더를 이용하여 완전히 섞이도록 한다. (에탄올이 증발되지 않도록 신속하게 진행한다.)
6. 설탕을 물에 녹여 설탕물을 만든다. 설탕물과 비누액을 80도 정도로 맞춘 다음에 설탕물을 비누액에 넣고 섞어준다.
7. 다시 밀봉을 해준 다음 온도가 60도 정도 되었을 때 에센셜오일과 기타 첨가물등을 넣어준다.
8. 냉장고에 넣어 1시간 정도 굳힌 후 틀에서 꺼내서 2주 정도 건조시킨 후, PH테스트를 한 후 사용한다.

● 고온비누 레시피 만들기

1. 원하는 비누를 만들기 위해서는 우선 사용할 오일의 양을 결정한다.
   예) 팜오일 100g, 코코넛오일 100g, 피마자 오일 100g
2. 각각의 오일의 비누화값을 이용해 가성소다 양을 결정한다.
   예) 팜오일 100×0.1410 = 14.1
   코코넛오일 100×0.1900 = 19.0
   피마자오일 100×0.1286 = 12.86
   필요한 가성소다의 양 14.1+19.0+12.86=45.96 내림해서 45g 의 가성소다를 사용한다.
3. 오일과 가성소다를 합한 것을 순비누라고 하고, 정제수, 에탄올, 글리세린을 모두 합한 것을 용제라고 한다. 용제란 어떤 물질을 녹여 용액을 만드는 액체를 말한다.
   순비누와 용제는 보통 55:45의 비율로 계산한다. 날씨가 더운 날엔 6:4 정도로 한다.
   예) 순비누(345g):용제=55:45 용제=282g
4. 가성소다를 녹일 물의 양을 구한다. 오일 양의 25~40%에서 구한다.
   예) 오일 전체 양인 300g에서 30%로 계산해서 90g의 정제수에 가성소다를 녹인다.
5. 설탕의 양은 전체 양의 6~8%를 넣는다.
   예) 6%의 비율로 구할 때 설탕의 양은 37.62로 37g을 첨가한다.
   순비누+용제+설탕=전체 비누의 양= 627+37=664g이다.
6. 에탄올은 순비누 양의 27~35% 정도를 넣는다.
   예) 345g의 27%인 93g 을 사용한다.
7. 글리세린은 비누 총량의 7~15%로 정한다. 너무 많이 넣게 되면 많이 무르므로 주의해서 사용한다.
   예) 664g의 7%인 46g의 글리세린을 첨가한다.
8. 설탕을 녹일 물의 양을 구한다.
   용제-(가성소다를 녹일 물의 양+에탄올+글리세린)=282-(90+93+46)=53g
   첨가물 중 색소는 색을 낼 정도만 넣는다.
9. 에센셜오일은 전체 양의 1% 이하로 넣어준다.

● 샴푸 베이스

모발관리에 좋은 호호바와 동백오일을 첨가해서 샴푸를 만들 수 있는 베이스를 만들 수 있다. 정제수 대신에 한약재를 우린 물이나 후로랄워터를 사용하여 모발관리를 효과적으로 할 수 있다.

- **재료** : 코코넛오일 150g, 피마자 150g, 동백오일 150g, 호호바 150g, 가성가리 60g, 로즈마리 워터 60g, 설탕 36g, 설탕을 녹일 물의 양 216g

페이스트 희석시 비타민 E 또는 실크아미노산, 에센셜오일 등을 첨가해서 사용한다.

(4) 세안제 만들기

1) 클렌징오일

- 워셔블 클렌징 오일

오일을 함유해서 메이크업을 지워내고, 올리브리퀴드를 사용해서 물에 씻어 낼 수 있는 클렌징오일이다.

Jojoba는 피지와 가장 비슷한 구조를 가지고 있어서 클렌징에 많이 사용된다. 얼굴이 건조한 사람이라면 살구씨 오일이나 스윗 아몬드 오일을 사용한다.

올리브 리퀴드의 양은 전체 양의 20% 정도를 첨가한다.

● **재료** : 호호바오일 80g, 올리브리퀴드 20g(솔루블라이저로 대용 가능, 올리브리퀴드와 솔루블라이저를 함께 사용해도 됨), 라벤더 5방울, 레몬 5방울

● **만드는 법**

1. 호호바오일, 올리브리퀴드, 에센셜오일을 모두 함께 섞어준다.
2. 메이크업 상태에서 클렌징오일을 얼굴에 마사지하듯 바르고 미지근한 물로 씻어낸다.

2) 클렌징워터

지성이나 메이크업을 하지 않거나 연하게 하는 사람들에게 권하는 클렌징제이다.

- **재료** : 라벤더 후로랄워터(또는 정제수) 70g, 호호바오일 10g, 솔루블라이저 10g, 올리브리퀴드 10g

3) 그린 클레이 클렌징크림

그린클레이를 첨가해서 피지와 노폐물을 제거하고, 독소를 배출해서 얼굴 색을 환하게 해주는 클렌징 크림. 오트밀 가루는 스크럽 작용을 한다.

- **재료**
  - 유상층 : 살구씨오일 30g, 이멀시파잉 왁스 6g, 올리브유화왁스 4g
  - 수상층 : 라벤더워터 60g, 천연방부제 1ml
  - 첨가물 : 그린클레이 2g, 오트밀 1tsp, 라벤더 5방울, 레몬 5방울

- **만드는 법**

1. 유상층과 수상층을 각각 65도 정도로 가열한다.

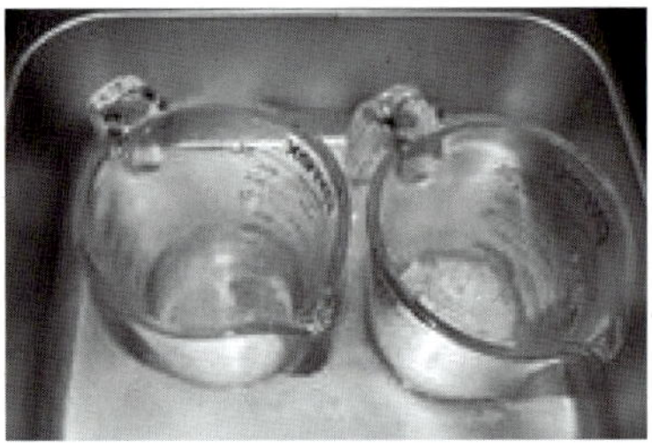

2. 유상층에 수상층을 부어서 잘 섞어준다.

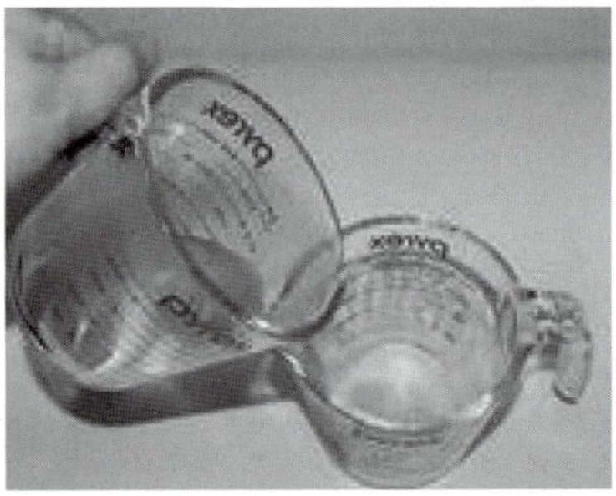

3. 유화가 일어날 때까지 섞어주고, 원하는 농도가 되기 전에 그린클레이를 첨가해서 가루가 남지 않도록 섞어준다.

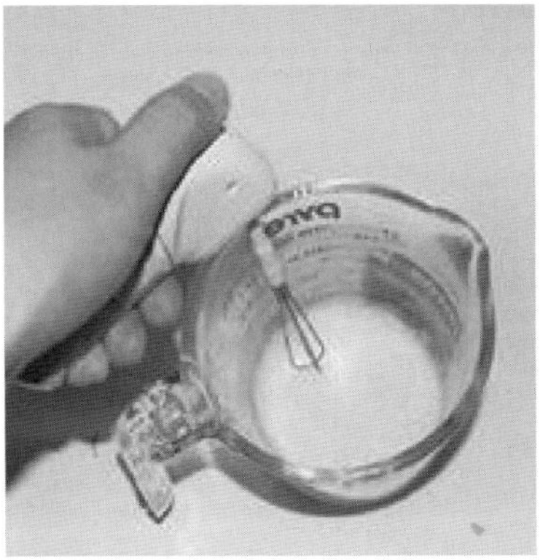

4. 오트밀 가루를 첨가한다.
5. 45도 정도 되었을 때 에센셜오일을 첨가한다.

4) 핑크클레이 클렌징로션

모든 피부 타입에 가볍게 사용할 수 있고, 가벼운 느낌의 클렌징로션이다.

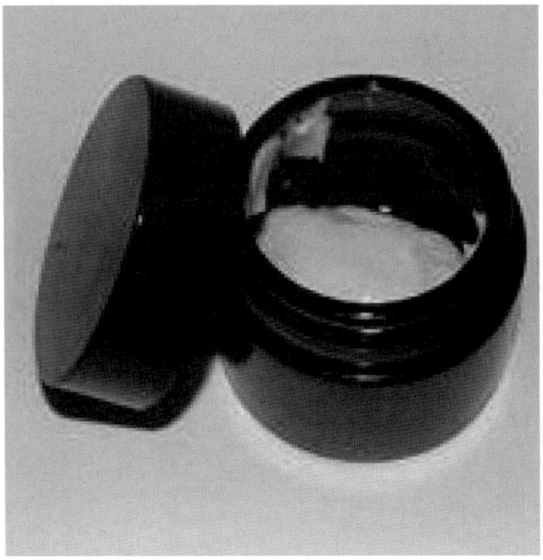

- **재료**
  - 유상층 : 살구씨오일 30g, 이멀시파잉왁스 5g
  - 수상층 : 정제수 60g, 천연방부제 1ml
  - 첨가물 : 핑크클레이 1tsp, 휀넬 3방울, 쥬니퍼 3방울

5) 클렌징워시(크림 타입)

크림타입의 클렌징제로 보습과 영양이 풍부하고 피부에 자극이 적다.

● **재료**

- 수상층 : 비누베이스 20g, 보락스(붕사) 5g, 정제수 35g
- 유상층 : 호호바오일 2g, 이멀시화잉왁스 5g
- 첨가물 : 글리세린 5g, 흑설탕 5g, 쥬니퍼 5방울, 레몬 5방울

● **만드는 법**

1. 수상층과 유상층을 각각 65도가 될 때까지 가열한다.
2. 비누베이스를 녹일 경우에는 너무 많이 저어서 거품이 나지 않도록 살짝 섞어준다.
3. 보락스는 완전히 녹을 수 있도록 섞어준다.
4. 유상층에 수상층을 잘 섞어준다. 블렌더를 이용해서 재료들이 완전히 섞이도록 저어준다.
5. 첨가물을 넣어주고, 기호에 따라 천연곡물 가루 등을 함께 첨가할 수 있다.

※ 크림타입의 폼클렌징이므로 크림용기에 담아서 사용하고, pH는 중성이라서 거품이 많이 나는 타입은 아니다.

6) 클렌징 스크럽

클렌징을 겸한 스크럽제이다. 얼굴 전용 스크럽제로 피부에 자극이 안되도록 흑설탕이나 곱게 가루를 낸 천연 가루를 이용한다.

● **재료** : 호호바오일 50g, 흑설탕 30g, 올리브리퀴드 10g, 그린 클레이 3g, 라벤더 드라이 허브 같은 것 1tsp, 물비누 베이스 10g

● **만드는 법**

1. 모든 재료들을 한번에 섞어서 잘 저어준다.

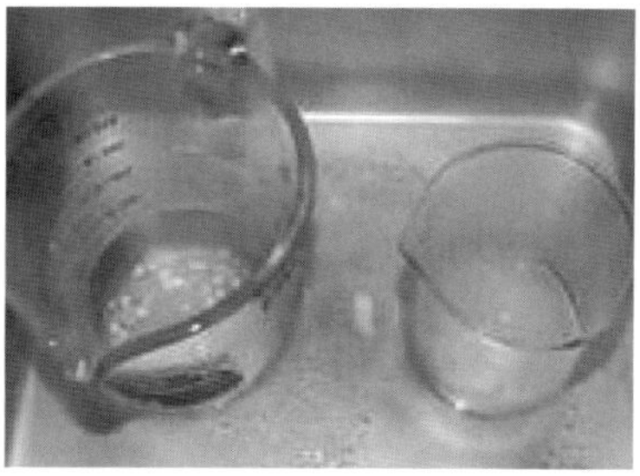

2. 사용할 때는 피부에 자극이 될 수 있으므로 부드럽게 문지른다.

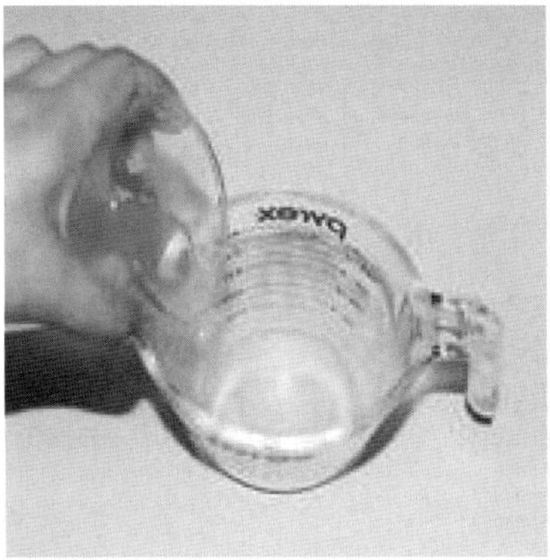

3. 흑설탕이나 드라이 허브 대신에 천연 곡물 가루를 첨가할 수 있다.

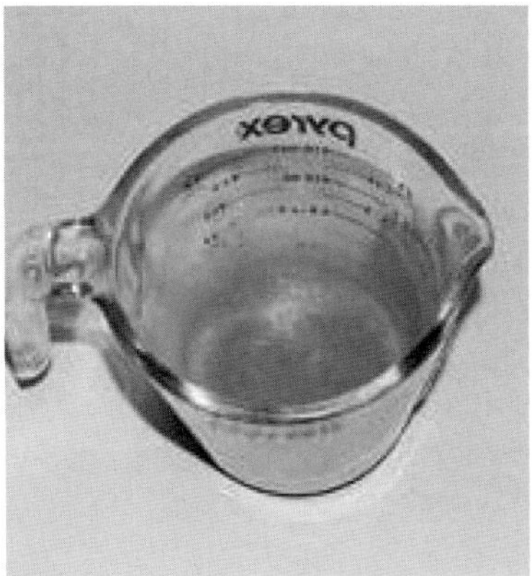

[참고문헌]

1.Judith Jackson, Aromatherapy (London: Dorling Kindersley, 1987)

2.Ulla-Maija Grace's, Aromtherapy for Practitioners (C.W. Daniel company,2000)

3.Veronica sibley, IFPA Module.(2000)

4. Judith Jackson, Aromatherapy (London: Dorling Kindersley, 1987)

5. Shirly Price, Aromatherapy workbook (London:Thorsons,1993)

6. Patrica Davis, Aromatherapy An A-Z (C.W. Daniel company, 1988)

7. Peter & kate Damian, Aromatherapy scent and Psyche (Healing Art Press 1995)

8. Shirley Price, Aromatherapy & Your Emotion(London:Thorsons,2000)

9. Kurt Schnaubelt, Advanced Aromatehrapy (Healing Art Press, 1995)

10. Jennifer Jefferies& Karen Osborn Aromatheray Insight cards for Intuitive aromatherapy (Living energy publishing,2000)

11.Gabriel Mojay, Aromatherapy for Healing the Spirit (Healing Art Press 1997)

13.Valerie ann worwood. Aromatherapy for Healthy Child (New World Library)

14.Rosamary Caddy, The Essential oil Blending guide

15.Salvatore Battagila, The Complete Guide to Aromatherapy Perfect Potion2004

저자약력

고 혜 정 교수

현) 수원여자대학교 미용예술과

김 선 희 교수

현) 수원과학대학교 뷰티코디네이션과

김 은 숙 교수

현) 서경대학교 미용예술대학 뷰티테라피&메이크업학과

NEW 아로마테라피

2018년 2월 28일 (1판 1쇄 발행)

2023년 3월 23일 (1판 2쇄 인쇄) / 2023년 3월 8일 (1판 2쇄 발행)

지은이. 고혜정 · 김선희 · 김은숙

펴낸이. 고범석 | 펴낸곳. 가담플러스. 서울시 마포구 동교로 144-7 영일빌딩

등록. 2014년 3월 18일 제 2014-000094호

E-mail. gadambooks@naver.com

www.gadamplus.com

ISBN 979-11-86447-27-2 93590 가격 **22,000**원

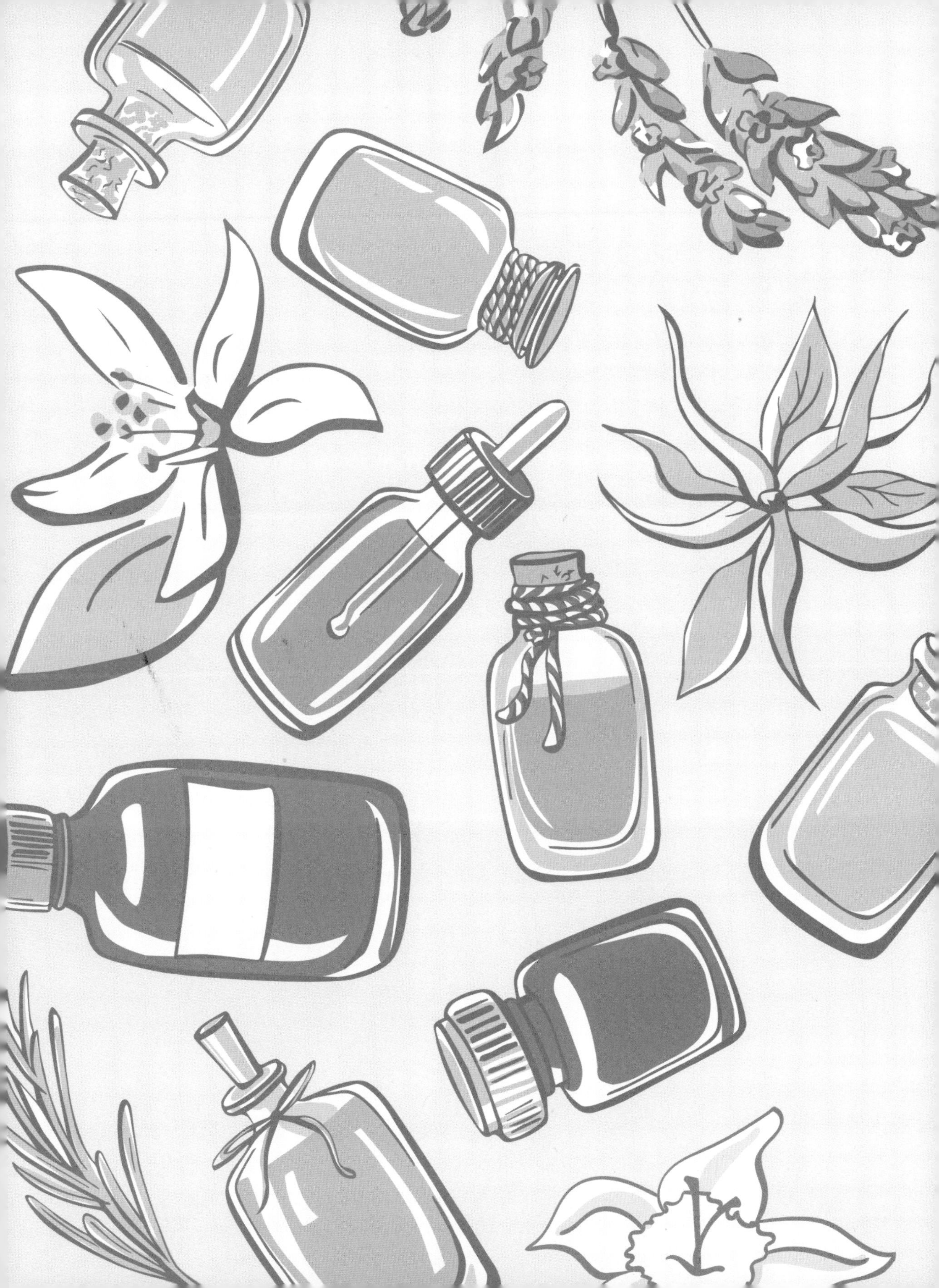

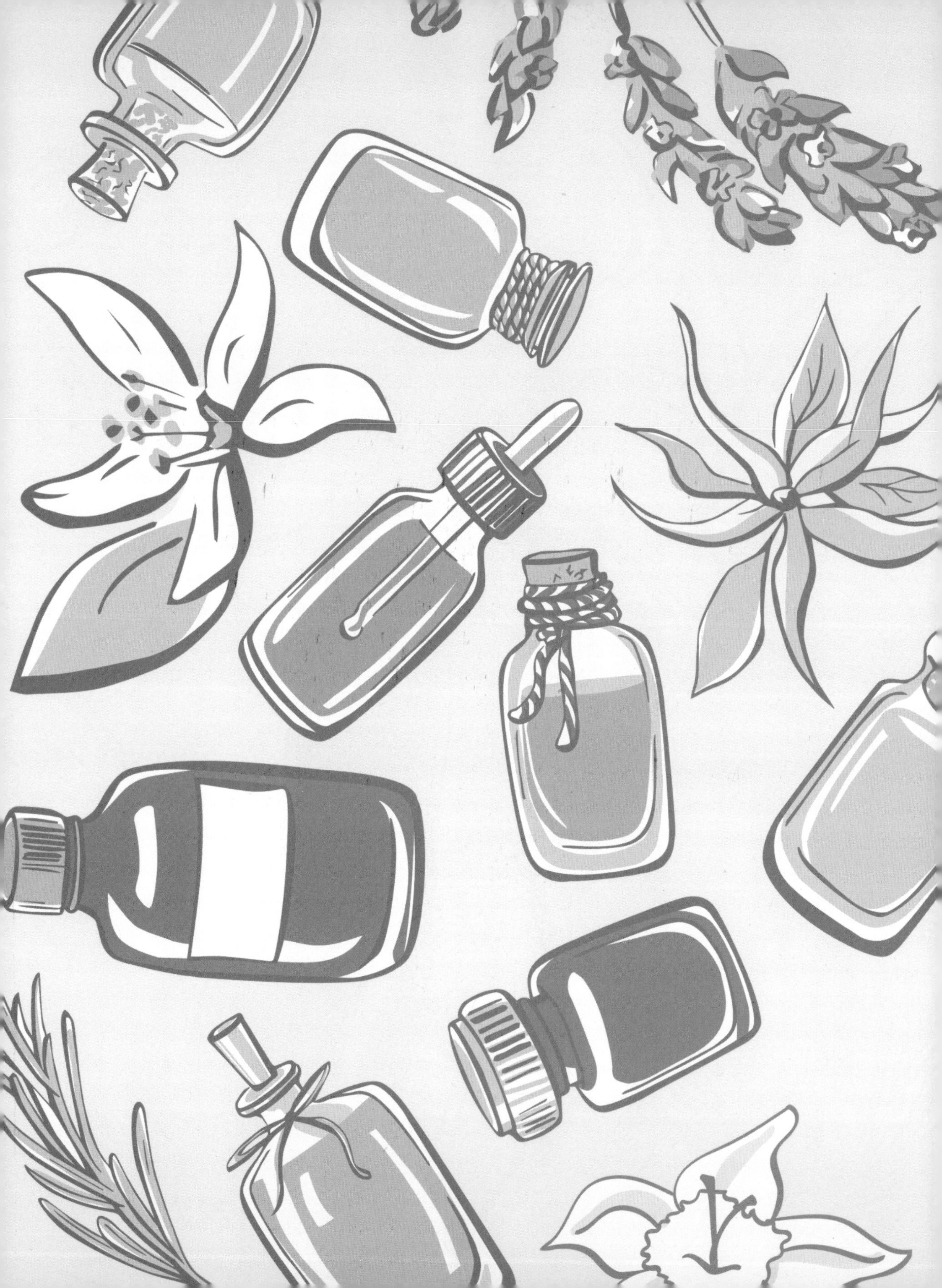